Joan Pushpa A.
Ravisankar M. S.
Arvind Kumar A.

Nanocompósitos

AF294740

Joan Pushpa A.
Ravisankar M. S.
Arvind Kumar A.

Nanocompósitos

ScienciaScripts

Imprint

Any brand names and product names mentioned in this book are subject to trademark, brand or patent protection and are trademarks or registered trademarks of their respective holders. The use of brand names, product names, common names, trade names, product descriptions etc. even without a particular marking in this work is in no way to be construed to mean that such names may be regarded as unrestricted in respect of trademark and brand protection legislation and could thus be used by anyone.

Cover image: www.ingimage.com

This book is a translation from the original published under ISBN 978-620-7-99613-1.

Publisher:
Sciencia Scripts
is a trademark of
Dodo Books Indian Ocean Ltd. and OmniScriptum S.R.L publishing group

120 High Road, East Finchley, London, N2 9ED, United Kingdom
Str. Armeneasca 28/1, office 1, Chisinau MD-2012, Republic of Moldova, Europe
Printed at: see last page
ISBN: 978-620-7-96260-0

NANOCOMPOSITES

RECONHECIMENTO

Em primeiro lugar, exprimo a minha gratidão e agradecimento ao meu **Deus** e Salvador pela graça que me concedeu para viver uma vida vitoriosa, desfrutando da plenitude das Suas bênçãos.

Tenho o privilégio de agradecer ao meu respeitado orientador, **Dr. RAVISANKAR M S, M.D.S.,** Leitor do Departamento de Dentisteria Conservadora e Endodontia, pela sua inestimável orientação e valiosas sugestões em todas as fases cruciais deste projeto.

Aproveito esta oportunidade para expressar a minha humilde e sincera gratidão ao respeitado Diretor do Departamento, **Dr. Arvind Kumar A, M.D.S.,** Professor e Diretor do Departamento de Dentisteria Conservadora e Endodontia, pela sua incansável ajuda para terminar a minha Dissertação da Biblioteca.

Tenho o prazer de apresentar os meus sinceros agradecimentos e gratidão ao **Dr. Benin Paulaian M.D.S** Professor, Departamento de Dentisteria Conservadora e Endodontia, pela sua orientação inestimável e apoio sincero ao longo deste curso.

Expresso os meus sinceros agradecimentos e a minha gratidão ao **Dr. Dinesh Kumar M.D.S,** ao **Dr. Nagaraj M.D.S,** ao **Dr. Manoj M.D.S** e aos professores seniores **Dr. Pallavi M.D.S, Dr. Jevina M.D.S** do Departamento de Dentisteria Conservadora e Endodontia pela sua inestimável ajuda ao longo do meu estudo

Expresso os meus sinceros agradecimentos ao nosso ilustre Presidente, **Dr. Jacob Raja,** pela sua grande atenção e apoio ao longo deste curso.

Estendo o meu reconhecimento ao nosso respeitado Diretor **Dr. Alex Mathews Muruppel,** ao Diretor Administrativo **Dr. I . Packiyaraj,** ao vice-diretor **Dinakar**

MDS. Vice-Diretor **Dr. J. Johnson Raja**, e aos membros do Comité de Ética e do Conselho de Revisão pelo seu apoio e orientação constantes ao longo deste curso.

Expresso também os meus sinceros agradecimentos aos meus colegas seniores **Dr. Beautlin J S, Dr. Reshma Rehman G K, Dr. Naveen Kumar R** e aos meus colegas **Dr. Shunmuga Priya , Dr. Antony Manjila** e aos meus colegas juniores **Dr. Ashbia I K , Dr. Jebisho C S e Dr. Muthuraman**.

Reconheço de todo o coração os meus sinceros agradecimentos ao meu pai **Abisheganathan E**, à minha mãe **Hepzibah Juliet Vasanthakumari D** e ao meu irmão **Joel Davidson Solomon A** pela sua inestimável ajuda e apoio na orientação que tornaram possível esta dissertação da Biblioteca.

Expresso também os meus sinceros agradecimentos e gratidão a todos os que contribuíram para o êxito deste projeto.

Dr. Joan Pushpa A,

Estudante de pós-graduação,

Departamento de Dentisteria Conservadora e Endodontia

Faculdade de Medicina Dentária e Hospital de Rajas,

Kaval Kinaru, Tirunelveli - 627105

Índice

1. NANOTECNOLOGIA - INTRODUÇÃO

A palavra grega nanos significa anão. Em ciência, nano refere-se a um bilionésimo, denotando um fator de 10^{-9}. Um nanómetro (nm) é uma unidade de comprimento que equivale a um bilionésimo de um metro. A nanotecnologia é o ramo da ciência e da engenharia que se ocupa da conceção, produção e utilização de estruturas, dispositivos e sistemas através da manipulação de átomos e moléculas à escala nanométrica, ou seja, com uma ou mais dimensões da ordem dos 100 nanómetros (100 milionésimos de milímetro) ou menos. A nanotecnologia trata das propriedades físicas, químicas e biológicas das estruturas e dos seus componentes à escala nanométrica.

A nanociência e a nanotecnologia são o estudo e a aplicação de objectos extremamente pequenos e são utilizadas em todos os domínios científicos, como a química, a biologia, a física, a ciência dos materiais e a engenharia. A nanotecnologia, também designada por nanotech, é a utilização da matéria a uma escala atómica, molecular e supramolecular para fins industriais. A nanotecnologia é também definida como a manipulação da matéria ou de um átomo ou molécula com pelo menos uma dimensão de 1 a 100 nanómetros para o fabrico de produtos à escala macroscópica (Figura 1).

A nanotecnologia está a revolucionar diferentes domínios da tecnologia da informação, biologia molecular, engenharia molecular, microfabricação, segurança interna, medicina, transportes, energia, segurança alimentar e ciências ambientais (1). A investigação e as aplicações vão desde as extensões da física convencional dos dispositivos até abordagens completamente novas baseadas na auto-montagem molecular, desde o desenvolvimento de novos materiais com dimensões à escala nanométrica até ao controlo direto da matéria à escala atómica, molecular e supramolecular.

As aplicações da nanotecnologia são vastas, abrangendo novos materiais e aparelhos em nanomedicina, nanoelectrónica, biomateriais, produção de energia e bens de consumo. No entanto, as preocupações com a toxicidade e o impacto ambiental das aplicações dos nanomateriais em vários domínios são cada vez maiores. (1, 2)

Figura 1 - Microfotografia das partículas ao microscópio eletrónico de varrimento

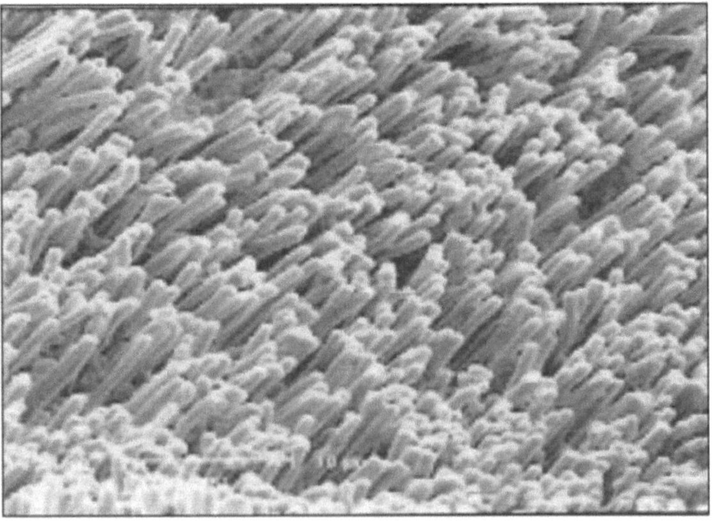

2. ORIGEM DA NANOTECNOLOGIA (PRINCÍPIO DA NANOTECNOLOGIA)

O conceito de nanotecnologia foi lançado por um físico de renome, Richard Feynman, no ano de 1959, quando se discutiu a síntese através da manipulação direta de átomos. Após a popular palestra de Feynman sobre "There's plenty of room at the bottom" (Há muito espaço no fundo) no Caltech, em dezembro de 1959, foi considerado o pai fundador da nanotecnologia.

O cientista japonês Dr. Norio Taniguchi, da Universidade de Ciências de Tóquio, empregou pela primeira vez o termo "nanotecnologia" em 1974 e definiu-a como "o processamento da separação, consolidação e deformação de materiais por um átomo ou uma molécula" (2, 7). No entanto, o termo "nanotecnologia", em oposição a "nanotecnologia", foi cunhado pelo Prof. Kevie E. Drexler no seu livro de 1986 intitulado Engines of Creation: The Coming Era of Nanotechnology. A nanotecnologia surgiu na década de 1980 com os trabalhos de Drexler sobre o controlo atómico da matéria. Foram introduzidas duas invenções importantes baseadas na nanotecnologia. Foram elas o microscópio de túnel de varrimento, em 1981, por Gerd Binnig e Heinrich Rohrer, e os fulerenos, em 1985, por Harry Kroto, Richard Smalley e Robert Curl. Em 1991, a descoberta dos nanotubos de carbono por Sumio Iijima, que eram as aplicações para dispositivos à escala nanométrica.

Em 1960, A. Rose propôs um transístor de junção de semicondutores de metal de base (junção M-S) em nano-camadas, que foi fabricado por L. Geppert, Mohamed Atalla e Dawon Kahng em 1962. Anos mais tarde, o FinFET (fin field-effect transistor) foi fabricado em 1998 por Digh Hisamoto, Chenming Hu, Tsu-Jae King

Liu, Jeffrey Bokor e outros na UC Berkeley, num processo de 17 nm, seguido de 15 nm em 2001 e de 10 nm em 2002. No início de 2000, foram introduzidas no mercado aplicações de produtos baseados na tecnologia à nanoescala.

Foram comercializadas aplicações a granel de nanomateriais que não envolvem o controlo atómico da matéria, como as nanopartículas de prata como agente antibacteriano, os protectores solares transparentes à base de nanopartículas, o reforço de fibras de carbono utilizando nanopartículas de sílica, os nanotubos de carbono para têxteis resistentes a manchas. Foram também levantadas preocupações sobre as complicações dos dispositivos baseados na nanotecnologia, o que resultou num debate entre as suas objecções e a sua viabilidade (1)

Mais tarde, diferentes países criaram programas governamentais de investigação e desenvolvimento (I&D) em nanotecnologia. O financiamento governamental foi ultrapassado pelas despesas das empresas em I&D em nanotecnologia. A maior parte do financiamento provém de empresas sediadas nos Estados Unidos, no Japão e na Alemanha. A Samsung Electronics, a Nippon Steel, a IBM, a Toshiba e a Canon foram as organizações que registaram o maior número de patentes intelectuais em I&D em nanotecnologia. As organizações que publicaram mais artigos científicos sobre investigação em nanotecnologia foram a Academia Chinesa de Ciências, a Academia Russa de Ciências, o Centro Nacional de Investigação Científica, a Universidade de Tóquio e a Universidade de Osaka. (1)

3. ABORDAGENS EM NANOTECNOLOGIA

As nanotecnologias funcionam principalmente através de quatro abordagens (3, 4, 5, 6, 7), a saber

- **Abordagem ascendente:** Esta abordagem organiza componentes mais pequenos em conjuntos mais complexos. Começa por conceber e sintetizar moléculas feitas à medida que têm a capacidade de se auto-montar ou auto-organizar em estruturas de ordem superior. Trata-se de uma abordagem química.

• **Abordagem descendente:** Esta abordagem cria dispositivos mais pequenos utilizando dispositivos maiores para orientar a sua montagem. Esta abordagem requer maiores quantidades de materiais e pode levar a desperdícios se o material em excesso for deitado fora. Neste caso, os materiais maiores são modelados e esculpidos para criar estruturas à nanoescala em padrões precisos. Os materiais reduzidos à nanoescala podem subitamente apresentar propriedades muito diferentes, permitindo aplicações únicas. Este é um método físico.

A figura 2 e a figura 3 mostram os métodos de abordagem química e física.

• **Abordagem funcional:** Esta abordagem desenvolve componentes com a funcionalidade desejada sem dar muita importância à sua montagem ou estrutura.

As abordagens biomiméticas: Esta abordagem procura aplicar biomoléculas para aplicações em nanotecnologia. A intersecção da nanotecnologia e da biologia é designada pelo termo Bionanotecnologia. Utiliza os princípios da biónica e da biomimética. Esta colaboração frutuosa entre a ciência dos materiais, a biologia e a biomedicina para o avanço dos biomateriais recolhe as soluções mais promissoras fornecidas pela natureza para o campo da biomedicina, mostrando como alcançar a funcionalidade desejada utilizando a biomimética.

• **Abordagem especulativa:** Esta abordagem adopta frequentemente uma visão global da nanotecnologia, dando mais ênfase às suas implicações sociais do que aos pormenores da forma como essas invenções podem ser efetivamente criadas.

Figura 2: Abordagem descendente e abordagem ascendente

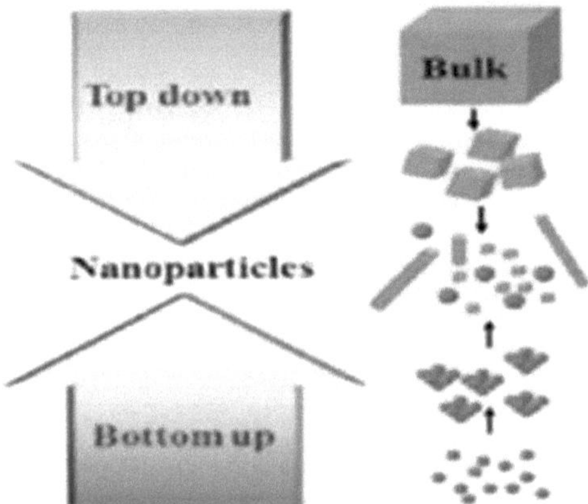

Figura 3: Aplicações da abordagem ascendente e da abordagem descendente

Bottom-up approach	Top-down approach
• Local nanoanaesthesia	• Nanocomposites
• Hypersensitivity cure	• Nanosolution
• Tooth repositioning	• Nano glass ionomer restorative
• Nanorobotic dentifrice	• Pit and fissure sealants
• Dental durability and cosmetics	• Impression materials
• Nanodiagnostics	• Nano-composite denture teeth
• Therapeutic aid in oral diseases	• Nanoencapsulation
• Nanotherapeutics/drug delivery	• Dentifrices
• Gene therapy	• Laser plasma application
• Diagnosis of oral cancer	• Bone replacement materials
• Treatment of oral cancer	• Osseo-inductive materials
• Whole tooth replacement	• Prosthetic implants
• Tooth renaturalization	• Radiopacity
• Dental biomimetics	• Orthodontic wires
• Endodontic regeneration	• Nanoneedles
• Nanoterminators	• Nanosterilizing solution

4. IMPLICAÇÕES DA NANOTECNOLOGIA

Implicações éticas

Após a fase de investigação e desenvolvimento de qualquer nanoproduto dentário ou médico, este é submetido a extensos testes pré-clínicos in vitro para investigar as suas propriedades mecânicas, toxicológicas e imunológicas.

Muitas agências, como a Agência de Proteção Ambiental dos EUA e o Instituto Nacional de Segurança e Saúde Ocupacional, introduziram diretrizes para a investigação dos riscos dos nanomateriais (Resnik e Tinkle, 2007). No entanto, o desenvolvimento de um quadro regulamentar multidisciplinar para avaliar e controlar a nanotecnologia e resolver preocupações éticas que se enquadram nas quatro categorias: metafísica, equidade, privacidade e segurança é um desafio legislativo constante (Hester et al., 2015).

Os estudos em animais proporcionam uma compreensão razoável do que se pode esperar quando se inicia um ensaio de fase I. Foram registadas reacções adversas graves quando sujeitos humanos foram expostos a uma dose de nanomedicina 500 vezes inferior ao limite tóxico registado em estudos em animais (Resnik e Tinkle, 2007). Por conseguinte, os sujeitos devem compreender o nível de risco associado à exposição a novos materiais e devem ser nomeados conselhos de monitorização de dados e segurança em todos os ensaios clínicos, para acompanhar e registar cuidadosamente quaisquer efeitos secundários adversos numa fase inicial, detetar inconsistências no tratamento dos dados e garantir a segurança e o bem-estar dos sujeitos do ensaio (Resnik e Tinkle, 2007).

A imprevisibilidade dos nanomateriais cria um dilema ético para os dentistas quando confrontados com uma vasta gama de materiais à escolha, alguns com registos muito longos que apoiam a sua utilização clínica, como as resinas compostas híbridas ou micropreenchidas, e outros, como as resinas compostas nanopreenchidas, que são apelativas no conceito e apoiadas por estudos clínicos de curta duração.

O processo tradicional de tomada de decisões éticas seguido, principalmente o utilitarismo, não consegue acompanhar o ritmo acelerado e o futuro incerto dos desenvolvimentos nanotecnológicos. Por esse motivo, é necessária uma compreensão mais aprofundada da ciência, incluindo a análise dos riscos/benefícios e considerações éticas ao longo de todo o processo de desenvolvimento. Isto levou à proposta do conceito de ética e governação antecipatórias, desenvolvido para identificar e abordar as implicações éticas e societais através de modelos de análise ética quando a tecnologia está na sua fase introdutória para ser depois facilmente modificada e orientada para um resultado eticamente aceitável (Hester et al., 2015; Brey, 2012; Khushf, 2006). (1, 8)

Nanotecnologia e sociedade

Uma vez que a sociedade é o consumidor, a parte financiadora e o decisor político, a atitude do público em relação à nanotecnologia desempenha um papel fundamental no seu sucesso e fracasso, por outras palavras, a sociedade é o juiz e o júri. A sociedade é o juiz e o júri. Isto é impulsionado pela ética, pela moral e pelos valores que recentemente se tornaram mais receptivos às novas tecnologias, uma vez que os benefícios percebidos superam os riscos percebidos (Gupta et al., 2015).

A nanotecnologia está atualmente integrada em domínios que afectam diretamente o público, como o fornecimento de energia, os cuidados de saúde e os diagnósticos, as telecomunicações e o controlo da poluição, o que tem gerado receios, uma vez que estes avanços podem custar ao público milhares de postos de trabalho para se adaptar a um sistema mais dependente da maquinaria (Kurzweil, 2005). Num esforço para dar resposta às preocupações sociais, foram postas em prática várias iniciativas para colmatar o fosso entre a sociedade e a nanociência.

O relatório da Iniciativa Nacional para a Nanotecnologia afirma que o avanço da tecnologia exigirá uma nova geração de trabalhadores formados com um conjunto avançado de competências operacionais e de gestão (Macnaghten et al., 2005). Em 2003, o tecnólogo Ray Kurzweil afirmou que: "Os sistemas de fabrico portáteis serão capazes de produzir virtualmente qualquer produto físico a partir da informação por cêntimos a libra, satisfazendo assim as nossas necessidades físicas quase sem custos" (Fisher e Mahajan, 2006). Isto exige um envolvimento imediato com o público para responder às preocupações e sensibilizar para as aplicações actuais e futuras da nanotecnologia, a fim de obter e manter o apoio do público. (1, 9)

Implicações para a saúde

As agências federais e estatais dos EUA adoptaram um quadro de quatro fases para avaliar a magnitude de qualquer problema de saúde, começando pela identificação do problema, seguida da avaliação da dose-resposta, da avaliação da exposição e terminando com a caraterização dos riscos (Stander e Theodore, 2011).

Os efeitos dos nanomateriais dependem significativamente do tamanho, o que significa que partículas não tóxicas com 100 nm podem transformar-se drasticamente em elementos tóxicos quando o seu tamanho é reduzido para 1 nm, por exemplo, e vice-versa.

Um nanomaterial não tóxico pode desintegrar-se ou agregar-se, formando também nanopartículas tóxicas. Esta imprevisibilidade da reação do nosso corpo aos nanomateriais não depende apenas do tamanho, mas também da forma como o nosso sistema imunitário reage ao nanoproduto, uma vez que estudos demonstraram que as nanopartículas podem reagir de forma diferente numa cultura de células e num organismo.

Estudos demonstraram que as nanopartículas podem ser inaladas, atravessar as membranas celulares e atingir o fígado, os gânglios linfáticos, o baço e a medula óssea (Resnik e Tinkle, 2007). Embora as alegações de efeitos nanotóxicos após a inalação tenham sido claramente expressas, a literatura carece de provas científicas sólidas que confirmem ou neguem essas alegações (Stone et al., 2010). Por conseguinte, embora as empresas privadas não sejam obrigadas a realizar estudos de pós-comercialização dos seus produtos, os organismos governamentais devem patrocinar e incentivar esses estudos para investigar os efeitos a longo prazo dos nanomateriais e comunicar quaisquer efeitos secundários adversos aos organismos legislativos e reguladores, como a Food and Drug Administration (FDA) dos EUA.

Os estudos sobre as implicações éticas, sociais e sanitárias das nanotecnologias estão muito aquém da ciência e, independentemente da disponibilidade de financiamento, não existem tentativas sérias de considerar as questões em causa, existindo, em vez disso, peças de propaganda e controvérsias que apenas aumentam a confusão e a desconfiança do público em relação a novas tecnologias perturbadoras, ou, como refere Bill Joy, "grey goo" (Joy, 2000). (9, 10)

5. TIPOS DE NANOTECNOLOGIAS

1) Materiais e dispositivos estruturados à escala nanométrica que podem ser fabricados para diagnósticos e biossensores avançados, administração de medicamentos orientados e medicamentos inteligentes

2) Medicina molecular através da genómica, da proteómica, da biótica artificial (robôs microbianos)

3) Os sistemas de máquinas moleculares e os nanorrobôs médicos permitem o diagnóstico e a exterminação instantâneos de agentes patogénicos, bem como o aumento e a melhoria eficazes das funções fisiológicas naturais.

Em termos gerais, a nanotecnologia é constituída por três tecnologias moleculares que se sobrepõem mutuamente e que são altamente interdependentes (9)

(a) **Nanotecnologia húmida:** É o estudo de sistemas biológicos que existem principalmente num ambiente aquático. As estruturas funcionais à escala nanométrica de interesse neste caso são os materiais genéticos, as membranas, as enzimas e outros componentes celulares.

(b) **Nanotecnologia seca:** Deriva da ciência das superfícies e da físico-química e centra-se no fabrico de estruturas em carbono, silício e outros materiais inorgânicos.

(c) **Nanotecnologia computacional:** Permite a modelização e a simulação de estruturas complexas à escala nanométrica (10).

6. APLICAÇÕES DAS NANOTECNOLOGIAS

No final de 2008, um projeto avaliou as nanotecnologias emergentes e concluiu que mais de 800 produtos nanotecnológicos identificados pelos fabricantes estavam abertos ao público, surgindo novos produtos 3 a 4 vezes por semana. A maioria das aplicações da nanotecnologia inclui produtos alimentares, revestimentos de superfície, dióxido de titânio em protectores solares e cosméticos que se enquadram na "primeira geração" de nanomateriais passivos. Infusão de ligaduras com nanopartículas de prata para curar feridas mais rapidamente.

As aplicações médicas da nanotecnologia tornam-na mais barata e mais fácil de utilizar, tanto no consultório do médico como em casa. A infusão de nanotecnologia em meias e calças para as manter mais frescas em ambientes extremos e para aumentar a durabilidade do material. Outras aplicações da nanotecnologia incluem bolas de ténis para durarem mais tempo, bolas de golfe para voarem mais a direito e até bolas de bowling para se tornarem mais duráveis com uma superfície mais dura. Alótropos de carbono utilizados para produzir fita adesiva para lagartixas; prata em embalagens de alimentos, vestuário, desinfectantes e electrodomésticos; óxido de zinco em protectores solares e cosméticos, revestimentos de superfícies, tintas e vernizes para mobiliário de exterior; e óxido de cério como catalisador de combustíveis.

A nanotecnologia tem amplas aplicações industriais e clínicas:

a. Medicina:

- Diagnóstico
- Administração de medicamentos

- **Engenharia de tecidos**

b. **Química e ambiente:**

- Catálise

- Filtragem.

c. **Energia:**

- Redução do consumo de energia

- Aumentar a eficiência da produção de energia

- A utilização de sistemas energéticos mais respeitadores do ambiente

- Reciclagem de baterias.

d. **Informação e comunicação:**

- Novos dispositivos semicondutores

- Novos dispositivos optoelectrónicos

- Apresenta

- Computadores quânticos.

e. **Indústria pesada:**

- Aeroespacial

- Refinarias

- Fabricantes de veículos

- Bens de consumo

- Alimentos.

As aplicações da nanotecnologia nas consolas de jogos de vídeo e nos computadores pessoais tornaram-nos mais rápidos, baratos e com mais memória. O fabrico de automóveis com base na nanotecnologia requer menos metal e combustível para funcionar. Outras aplicações são o processamento de informação quântica em chips ópticos e a transmissão de informação em picossegundos. Os cientistas conceberam nanobots baseados em origamis de ADN capazes de executar funções lógicas para conseguir a administração de medicamentos específicos em modelos de estudo laboratorial (11, 12, 13).

Nanoelectrónica

Nanomedicina

A nanomedicina foi apresentada pela primeira vez em 1993 por Robert A. Freitas Jr. A nanomedicina é a ciência da prevenção, do diagnóstico e do tratamento de doenças utilizando partículas nanométricas. Conceção nanotecnológica baseada na libertação de fármacos com nanoesferas, estruturas de tecido com tecido. A nanomedicina é a ciência da prevenção, diagnóstico e tratamento de doenças e da preservação e melhoria da saúde humana, utilizando partículas nanométricas (14).

Tipos de nanotecnologias em nanomedicina

De um modo geral, podem ser divididas em três tecnologias moleculares potentes.

• **Materiais e dispositivos à escala nanométrica** a aplicar em diagnósticos avançados e biossensores, na administração de medicamentos orientados e em medicamentos inteligentes

• **Medicina molecular** através da genómica, da proteómica, da biótica artificial

(robôs microbianos)

• **As máquinas moleculares e os nanorrobôs médicos** ajudam no diagnóstico e tratamento microbiano imediato e no melhoramento das funções fisiológicas [15].

Nanoestruturas terapêuticas em medicina dentária

A nanodentística pode conduzir à obtenção de uma saúde oral quase perfeita através da utilização de nanomateriais, da biotecnologia, incluindo a engenharia de tecidos e a nanorobótica (Figura 4). Inclui:

• Nanomateriais

• Nanodiagnóstico

• Nanorobótica

Figura 4: Nanoestruturas terapêuticas em medicina dentária

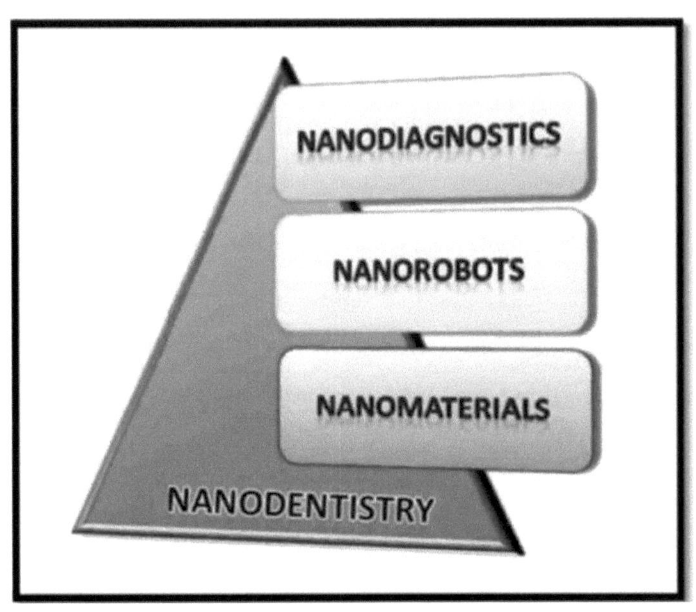

NANODIAGNOSTICS
NANOROBOTS
NANOMATERIALS
NANODENTISTRY

7. APLICAÇÕES DA NANOTECNOLOGIA NA MEDICINA DENTÁRIA

A nova escala da nanotecnologia atraiu os investigadores de vários domínios, incluindo a medicina e a medicina dentária, uma vez que despertou grande interesse. Uma visão geral das aplicações da nanotecnologia na medicina dentária permitirá uma melhor compreensão do conceito [shaeesta].

A investigação no domínio da nanobiotecnologia levou também ao desenvolvimento de nanocargas amigas do ambiente utilizando a "química verde". Os nanomateriais têm propriedades físicas e químicas únicas devido ao seu pequeno tamanho e grande número de partículas, portanto, uma grande área de superfície global que tem atraído muita atenção para a sua utilização em várias aplicações dentárias [16]. Várias aplicações da nanotecnologia em medicina dentária incluem a anestesia local, a renaturalização da dentição, a cura da hipersensibilidade, o alinhamento ortodôntico durante uma única visita ao consultório, a ligação covalente de esmalte diamantado e a manutenção contínua da saúde oral com a ajuda de dentifrobots mecânicos (dentrifícios nanorobóticos) que destroem as bactérias causadoras de cáries e reparam as manchas nos dentes onde a cárie se instalou.

A nanotecnologia tem aplicações em múltiplos domínios (Figuras 5 e 6). No cenário atual, os nanobiomateriais têm sido utilizados em várias aplicações dentárias, tais como compósitos polimerizáveis leves e respectivos sistemas de ligação, materiais de impressão, cerâmicas e revestimentos de implantes dentários. A sua utilização no domínio da periodontia, ortodontia, endodontia, cirurgia oral, prótese dentária, cancro oral, diagnóstico salivar e nanotecnologia para a reparação e regeneração de dentes está também a ser investigada. Com a aplicação da nanotecnologia na medicina dentária, a manutenção de uma saúde oral ideal poderá em breve tornar-se possível[3, 15].

Figura 5: Aplicações da nanotecnologia

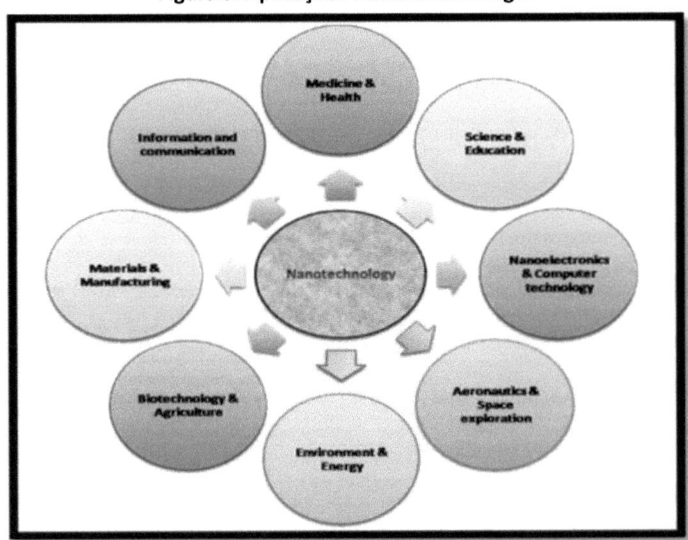

Figura 6: Aplicações actuais da nanotecnologia na medicina dentária

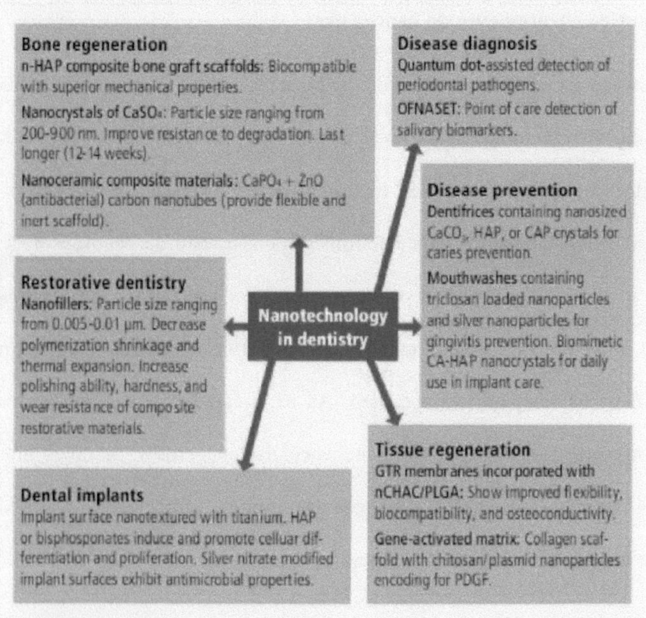

Nanodiagnóstico

Os nanodispositivos de diagnóstico podem ser utilizados para a identificação precoce de doenças a nível celular e molecular. A nanomedicina poderia aumentar a eficácia e a fiabilidade do diagnóstico in vitro, através da utilização de nanodispositivos selectivos para a recolha de amostras de fluidos ou tecidos humanos e para a realização de análises múltiplas a nível subcelular. Os nanodispositivos podem ser inseridos no corpo para identificar a presença precoce de uma doença ou para identificar e quantificar moléculas tóxicas e células tumorais

Diagnóstico e tratamento do cancro oral

O exossoma é uma vesícula secretora ligada à membrana que contém um marcador proteómico e genómico cujo nível é elevado em casos de malignidade. Este marcador foi estudado através da microscopia de força atómica que utiliza nanopartículas. O sistema nanoelectromecânico, o teste do nanosensor de fluido oral e o nanobiossensor ótico podem também ser utilizados para diagnosticar o cancro oral. As nano-cascas, que são esferas à escala reduzida, são instrumentos específicos na terapêutica do cancro. As nano-conchas têm camadas metálicas exteriores que destroem seletivamente as células cancerosas, deixando intactas as células normais. Estão a ser testadas fontes radioactivas revestidas de nanopartículas colocadas perto ou dentro do tumor para o destruir (16, 17).

Engenharia de tecidos e medicina dentária

As aplicações potenciais da engenharia de tecidos e da investigação sobre células estaminais em medicina dentária incluem o tratamento de fracturas orofaciais, o aumento ósseo, a regeneração da cartilagem da articulação temporomandibular, a reparação da polpa, a regeneração do ligamento periodontal e a osteointegração de implantes.

A engenharia de tecidos permite a colocação de implantes que eliminam um período de recuperação prolongado, que são biológica e fisiologicamente mais estáveis do que os implantes utilizados anteriormente e que podem suportar com segurança a carga precoce. Os enxertos ósseos com melhores caraterísticas podem ser desenvolvidos com a utilização de hidroxiapatite nanocristalina. Foi demonstrado que a hidroxiapatite nanocristalina estimulou a proliferação celular necessária para a regeneração do tecido periodontal

Tecnologia de bio-nano-superfícies e implantes dentários

A proliferação de osteoblastos foi induzida através da criação de partículas de tamanho nanométrico na superfície do implante. A rugosidade da superfície do implante ao nível da nanoescala é importante para a resposta celular que ocorre no tecido. Muitos estudos demonstraram que a nanotopografia da superfície do implante afecta consideravelmente as células osteogénicas e que a morfologia da superfície à nanoescala melhora a adesão dos osteoblastos. A morfologia da superfície à nanoescala aumenta a área e, por conseguinte, proporciona uma maior área de superfície do implante que pode reagir com o ambiente biológico

Materiais de substituição óssea

A nanotecnologia visa imitar a estrutura natural presente no osso, que é composto por compostos orgânicos (principalmente colagénio) e reforçado com compostos inorgânicos. Os nanocristais apresentam uma microestrutura solta, com nanoporos situados entre os cristais. As superfícies dos poros são modificadas de forma a adsorverem proteínas, devido à adição de moléculas de sílica. Os defeitos ósseos podem ser tratados com nanopartículas de hidroxiapatite (8, 17)

Nanoanestesia

A aplicação da nanotecnologia pode ser utilizada para induzir a anestesia. A gengiva dos pacientes é instilada com uma suspensão coloidal que contém milhões de robôs dentários activos, analgésicos e de dimensão micrométrica que respondem às informações fornecidas pelo dentista. Depois de entrarem em contacto com a superfície da coroa ou da mucosa, os nanorrobôs ambulantes chegam à polpa através do sulco gengival, da lâmina própria e dos túbulos dentinários, guiados por gradientes químicos e diferenciais de temperatura controlados pelo dentista. Uma vez na polpa, desligam todas as sensações, estabelecendo o controlo do tráfego de impulsos nervosos em qualquer dente que necessite de tratamento. Após a conclusão do tratamento, restauram a sensação, proporcionando ao paciente um conforto desnecessário e sem ansiedade. A anestesia é de ação rápida e reversível, sem efeitos secundários ou complicações associadas à sua utilização

Nanosoluções

Fornecem nanopartículas únicas e dispersáveis, que podem ser utilizadas em agentes de ligação (nome comercial: Adper, Single Bond Plus, Adhesive SingleBond). Um novo compósito fluido (Dentiflow) tem uma resistência ao cisalhamento aceitável para a colagem de brackets ortodônticos e pode ser utilizado sem líquido para reduzir o tempo do procedimento de colagem, mantendo uma resistência de colagem aceitável.

O Ceram-X Mono™, um nanocompósito, foi reportado como tendo uma força de ligação menor em comparação com o compósito ortodôntico tradicional, mas estava dentro do intervalo clinicamente aceitável para a ligação. As nanopartículas também têm sido utilizadas como solução esterilizante sob a forma de gotículas de óleo emulsionadas nanosizadas que bombardeiam os agentes patogénicos

Materiais de impressão

Os nanocarregadores são integrados nos vinipolissiloxanos, produzindo um material de impressão de siloxano único que tem um melhor fluxo, propriedades hidrofílicas melhoradas e pormenores de precisão melhorados.

Nanoneedles

Foram desenvolvidas agulhas de sutura que incorporam cristais de aço inoxidável de dimensão nanométrica (nome comercial: Sandrik Bioline, agulhas RK91, AB Sandrik Sweden). Estão também a ser desenvolvidas nanopinças, que tornarão possível a cirurgia celular num futuro próximo.

Dentrifícios nanorobóticos (dentifrobots)

Os dentifrobots sob a forma de colutório ou pasta de dentes deixados na superfície oclusal dos dentes podem limpar resíduos orgânicos movendo-se ao longo das superfícies supragengivais e subgengivais, metabolizando a matéria orgânica retida em vapores inofensivos e inodoros e realizando o desbridamento contínuo do cálculo. Estes nanorrobôs podem mover-se tão rapidamente quanto 1-10 μ/s e são auto-desactivados em segurança quando são engolidos.

Cura da hipersensibilidade

A hipersensibilidade pode ser causada por alterações na pressão transmitida hidrodinamicamente à polpa. Os túbulos dentinários de um dente hipersensível têm o dobro do diâmetro e oito vezes a densidade superficial dos túbulos dos dentes não sensíveis.

Os nanorrobôs dentários podem ocluir de forma selectiva e precisa túbulos selecionados em minutos, utilizando materiais lógicos nativos, oferecendo aos pacientes uma cura rápida e permanente

Nanoencapsulação

O Instituto de Investigação do Sudoeste desenvolveu sistemas de libertação orientada que incluem nanocápsulas, incluindo novas vacinas, antibióticos e medicamentos com efeitos secundários reduzidos. Um exemplo é uma tentativa de criar um sistema de libertação de fármacos eficaz e satisfatório para o tratamento de doenças periodontais, produzindo nanocápsulas impregnadas com triclosan. A aplicação de triclosan na área de teste aliviou a inflamação (8, 16, 17).

Nanotecnologia para a prevenção da cárie dentária

A utilização de uma pasta dentífrica contendo carbonato de cálcio nanométrico permitiu a remineralização de lesões precoces do esmalte.

Tratamento ortodôntico

A ortodontia inclui o tratamento corretivo dos dentes que estão irregularmente posicionados por meios mecânicos para estabelecer contornos faciais satisfatórios. O uso de aparelhos ortodônticos resulta no desenvolvimento de lesões de manchas brancas.

Os nanomateriais, como o óxido de titânio e a prata, foram combinados com os brackets ortodônticos devido aos seus efeitos antibacterianos. Além disso, a fim de reduzir a fricção e o movimento eficiente do dente, nanopartículas inorgânicas do tipo fulereno foram revestidas como lubrificantes secos em fios ortodônticos. Além disso, foram adicionados nanomateriais de alumina para aumentar a resistência mecânica dos aparelhos de polímero plástico

Imagiologia dentária digital

Esperam-se também avanços nas técnicas de imagiologia dentária digital com a nanotecnologia. A dose de radiação obtida através da radiografia digital com cintiladores de nanofósforo é reduzida e obtêm-se imagens de alta qualidade

Reparação de dentes grandes/engenharia de nanotecidos

A substituição de todo o dente, incluindo os componentes celulares e minerais, é designada por substituição completa da dentição. Isto é possível graças a uma combinação de nanotecnologia.

Desinfectantes de superfícies

A nanotecnologia foi utilizada para a produção de um desinfetante de superfícies denominado Eco-True, que, segundo se afirma, tem um efeito destrutivo de 100% sobre o VIH e os germes. As aplicações clínicas do desinfetante incluem a esterilização de instrumentos e incisões com o objetivo de prevenir infecções pós-operatórias. A EnviroSystems de San Jose utilizou a nanotecnologia para produzir produtos químicos fortes mas amigos do ambiente.

Imagiologia/rastreio de células estaminais

Para avaliar a eficácia terapêutica das células estaminais transplantadas, é importante acompanhar a sua sobrevivência, migração, destino e impacto regenerativo in vivo. As células estaminais podem ser rastreadas in vivo após o transplante utilizando diferentes técnicas de marcação. A marcação inicial pode ser efectuada com corantes fluorescentes ou nanopartículas magnéticas, como o óxido de ferro superparamagnético. A visualização das células marcadas pode ser efectuada utilizando sistemas de imagiologia, por exemplo, a ressonância magnética (18)

Figura 7: Utilização de nanomateriais em medicina dentária

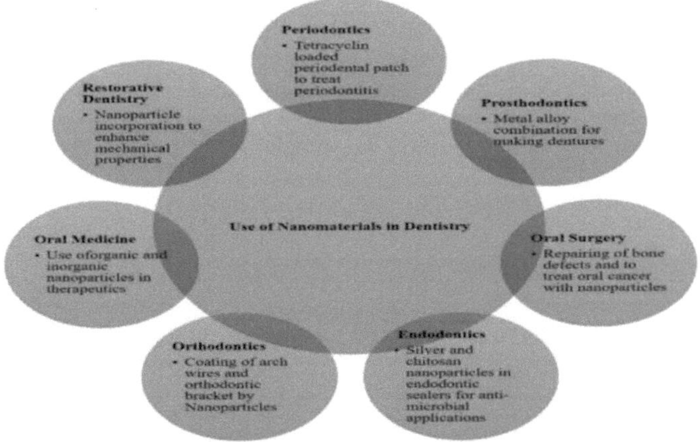

Figura 8: VÁRIOS CAMPOS DA DENTISTRIA QUE ATUALMENTE UTILIZAM NANOPARTICULAS

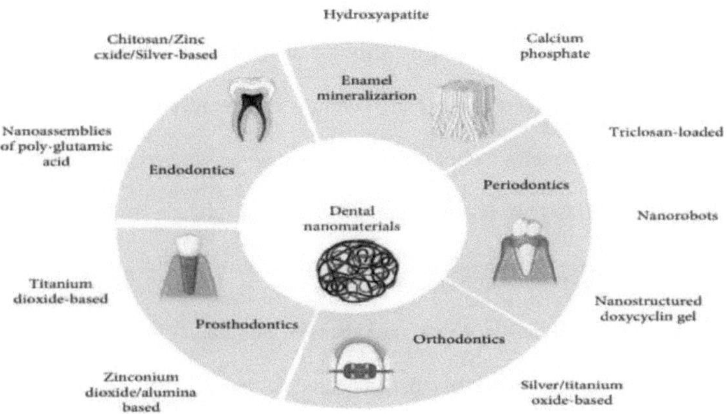

Hydroxyapatite
Chitosan/Zinc cxide/Silver-based
Calcium phosphate
Nanoassemblies of poly-glutamic acid
Triclosan-loaded
Enamel mineralizarion
Endodontics
Periodontics
Nanorobots
Dental nanomaterials
Titanium dioxide-based
Nanostructured doxycyclin gel
Prosthodontics
Orthodontics
Zinconium dioxide/alumina based
Silver/titanium oxide-based
Fullerene-like

8. CONCEITO E PRODUÇÃO DE NANOESTRUTURAS

A nanotecnologia é a engenharia de sistemas funcionais à escala molecular. A nanotecnologia utiliza a escala de 1 a 100 nm. A comparação entre o tamanho de um nanómetro e um metro é o mesmo que o tamanho de um berlinde e o tamanho da Terra. Por outras palavras, um nanómetro é a quantidade de barba que um homem faz crescer no tempo que demora a encostar uma navalha à cara.

A nanotecnologia influencia a vida quotidiana e tem amplas aplicações que vão desde a investigação e o diagnóstico clínicos, complementando o sistema imunitário, novos sistemas de administração de medicamentos, armazenamento criogénico de tecidos biológicos, deteção de proteínas, sondagem da estrutura do ADN, engenharia de tecidos, destruição de tumores por aquecimento, separação e purificação de moléculas e células biológicas, melhoria do contraste de imagens por ressonância magnética.

São utilizadas duas abordagens principais na nanotecnologia. Na abordagem "bottom-up", os dispositivos são fabricados a partir de componentes moleculares e na abordagem "top-down" os dispositivos são fabricados a partir de entidades maiores sem controlo ao nível atómico. São utilizadas várias nanopartículas para diferentes aplicações com base nas suas necessidades.

Os nanoassemblers são máquinas minúsculas controladas por computador para efetuar trabalhos especializados. São mais pequenas e cabem em qualquer sítio (11, 17). Os nanomontadores previnem as cáries dentárias eliminando os microrganismos da boca e reparam lesões pontuais nos dentes.

9. Nanoestruturas utilizadas em medicina dentária

As nanoestruturas actuais exploram nanocarreadores cuidadosamente estruturados, tais como nanopartículas, nanobastões, nanoesferas, nanotubos, nanofibras, dendrímeros, pontos quânticos (QD), nanoporos, cantiléveres à escala nanométrica, nano-conchas e lipossomas para atingir tecidos e órgãos específicos. Estas nanoestruturas podem servir para o diagnóstico e a cura de doenças dentárias, bem como para fornecer agentes anticancerígenos em medicina dentária.

Figura 9: CLASSIFICAÇÃO DOS NANOMATERIAIS DENTAIS EM FUNÇÃO DA FORMA E DA COMPOSIÇÃO

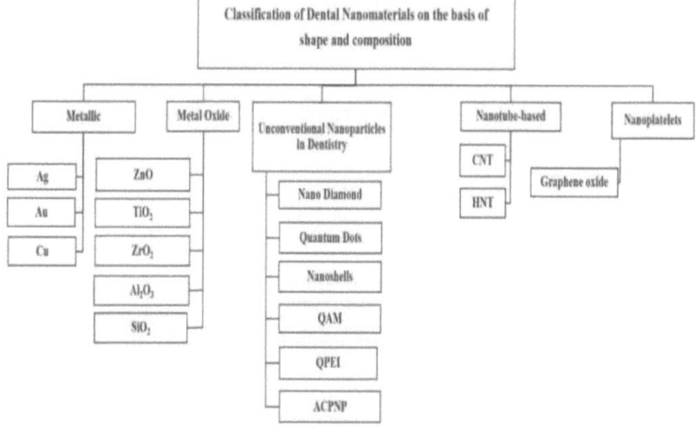

Os vários tipos de nanoestruturas incluem:

• **Nanoporos** Um nanoporo (Fig. a) é simplesmente um pequeno orifício, da ordem de 1 nm de diâmetro interno. A sequenciação por nanoporos é uma das tecnologias mais promissoras que está a ser desenvolvida como alternativa barata e rápida ao método convencional de sequenciação Sanger. Foram utilizados nanoporos proteicos ou sintéticos para detetar moléculas de ADN ou ARN [19].

• **Nanotubos** Os nanotubos (Fig. h) são constituídos por átomos de carbono ligados em padrões hexagonais e têm cerca de metade do diâmetro de uma molécula de ADN. Apresentam grande resistência e condutividade eléctrica. Para além de ajudarem no diagnóstico do cancro, têm sido utilizados em várias aplicações dentárias.

Foi demonstrado que os nanotubos de óxido de titânio aceleram a cinética da formação de hidroxiapatite (HA) in vitro, principalmente na perspetiva de aplicações de crescimento ósseo para implantes dentários [20]. Recentemente, foi demonstrado que os nanotubos de carbono de parede simples modificados (SWCNTs) melhoram a resistência à flexão dos compósitos.

Aos SWCNTs foi aplicado dióxido de silício em combinação com agentes de ligação organosilano especializados [21]. Além disso, foram introduzidos com sucesso novos tubos nanoestruturados de titânia na matriz de cimento ósseo de poli(metacrilato de metilo) (PMMA) para melhorar as suas propriedades mecânicas [22].

- **Pontos** Quânticos Os pontos quânticos (QDs) são tipicamente nanocristais semicondutores que ganharam uma enorme atenção devido às suas propriedades electrónicas, magnéticas, químicas e ópticas únicas.

Os pontos quânticos provaram ser muito úteis em aplicações em muitos domínios da física, engenharia, química, biologia, ciências médicas e, especialmente, na medicina dentária. Os Quantum Dots conjugam-se com a microscopia de epifluorescência padrão, conduzindo a uma brilhante resolução unicelular dos biofilmes. Alves et al. estudaram resinas dentárias impregnadas com diferentes concentrações de QDs CdSe/ZnS e verificaram que esta modificação resultou no fabrico de materiais de restauração com propriedades de fluorescência que se aproximam das dos dentes humanos naturais [23].

- Cantilevers à **nanoescala** Os cantilevers à nanoescala (Fig. c) são vigas flexíveis que se assemelham a uma fila de pranchas de mergulho. As matrizes de cantiléveres, com as suas extraordinárias capacidades de multiplexagem, podem ajudar no diagnóstico do cancro e podem ser concebidas para se ligarem a moléculas associadas ao cancro, tais como sequências de ADN, polimorfismos de nucleótido único e proteínas [24].

Figura 10: Tipos de nanoestruturas

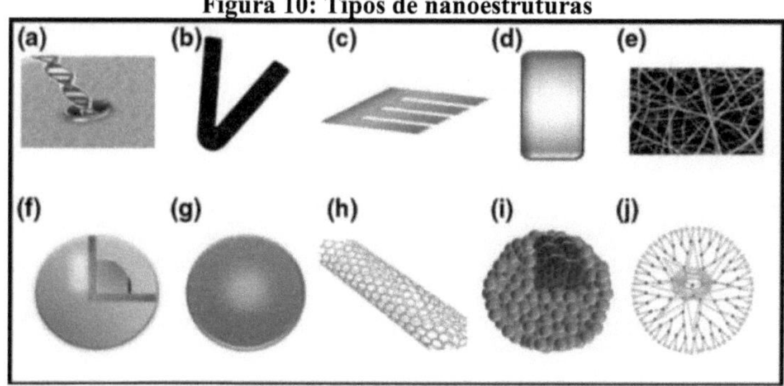

• **Nano-cascas** Uma nano-casca (Fig. f) é um tipo de nanopartícula esférica que consiste num núcleo dielétrico coberto por uma fina camada metálica. O núcleo é geralmente de sílica e a camada metálica exterior é composta por ouro. Modificando a relação entre o núcleo e o invólucro, os cientistas podem propor que estes invólucros absorvam luz infravermelha próxima, criando um calor poderoso que é mortal para as células cancerígenas, sem afetar as células normais adjacentes.

Os materiais de nano-cascas têm uma variedade de outras aplicações em medicina dentária, incluindo etiquetas de diagnóstico fluorescentes, catálise, prevenção da fotodegradação dos dentes, aumento da fotoluminescência, criação de cristais fotónicos e preparação de bioconjugados [19].

• Dendrímeros **e copolímeros dendríticos** Os dendrímeros (Fig. j) são moléculas artificiais com a dimensão aproximada de uma proteína média e com uma forma ramificada. Esta forma confere-lhes uma vasta área de superfície à qual os cientistas podem ligar agentes terapêuticos ou outras moléculas biologicamente activas.

Os copolímeros dendríticos fotopolimerizados e os compósitos de carga particulada foram combinados para utilização como materiais de restauração dentária. A incorporação de dendrímeros polimerizáveis de éter 2, 3-dihidroxibenzílico em resinas compostas dentárias produziu materiais dentários com propriedades físicas melhoradas [25, 26].

• **Nanobelt** Enquanto os nanotubos têm alguns milionésimos de metro de comprimento, os nanobelts (Fig. b) têm milímetros de comprimento e apresentam múltiplas vantagens em relação aos tubos em termos de preço, flexibilidade e praticidade. Para fabricar nanobelts, um óxido contendo zinco, estanho, cádmio, gálio ou índio é evaporado durante 2 h. O nanobelt é então depositado como um produto semelhante a lã.

Estas pequenas tiras têm uma secção transversal retangular com uma largura de 30-300 nm e uma espessura de 10-15 nm. Cada cinta é um cristal único. Uma vez que o material já é um óxido, não sofre qualquer outra reação química e tem uma superfície pura e sem falhas [27].

- Nanobastões Os nanobastões (Fig. d) são objectos à escala nanométrica com dimensões que variam entre 1 e 100 nm. Os nanobastões, com um sistema adesivo de HA nanométrico, podem ter aplicações práticas em clínicas dentárias. Chen et al. criaram nanobastões de HA semelhantes a prismas de esmalte que possuem propriedades de auto-montagem [28].

Os nanobastões são análogos aos bastões de esmalte que constituem a construção cristalina vital do esmalte dentário; por conseguinte, os nanobastões podem constituir um modelo artificial conveniente desta estrutura natural. Shojai et al. sintetizaram nanobastões de HA que revelaram uma elevada estabilidade de dispersão num adesivo experimental diluído. Os nanobastões de HA podem também ser considerados como uma alternativa a outras cargas, como os silicatos, para utilização em adesivos dentários [29].

• Nanoesferas As nanoesferas (Fig. g) também foram experimentadas pelo seu papel potencial na duplicação dos processos naturais de desenvolvimento dos dentes. Durante a fase secretora do esmalte, a matriz orgânica auto-monta-se para formar estruturas nanoesféricas que se alinham ao longo dos cristalitos do esmalte em maturação. A montagem de nanoesferas pode ser considerada para fins de restauração [30].

• **Nanofibras** As nanofibras (Fig. e) são definidas como fibras com diâmetros inferiores a 1000 nm. Têm um elevado rácio de aspeto e uma elevada área de superfície em relação ao volume, o que resulta em propriedades físicas e mecânicas muito melhoradas. Têm sido exploradas para várias aplicações biomédicas. Atualmente, as nanofibras são utilizadas para produzir cerâmicas contendo hidroxiapatite e fluorhidroxiapatite [31].

Os cristais de silicato nanofibrilares têm sido experimentados no reforço de compósitos dentários. As nanofibras, adicionadas na proporção correta e com uma distribuição uniforme, foram estabelecidas para melhorar as propriedades físicas destes compósitos [32]. O ácido nanofibroso (NF) - poli(L-ácido lático) (PLLA) suportou a diferenciação odontogénica de células estaminais da polpa dentária humana e a formação de tecido semelhante à dentina, demonstrando o seu potencial para aplicação na engenharia de tecidos dentários [33].

- Lipossomas Os lipossomas são estruturas vesiculares que possuem um núcleo aquoso rodeado por uma bicamada lipídica. Adsorvem-se à hidroxiapatite, o principal constituinte do esmalte dentário. O potencial dos lipossomas como sistema de administração de medicamentos dentários também foi explorado recentemente [24].

10. PROPRIEDADES DAS NANOPARTÍCULAS

À escala nanométrica, os materiais comportam-se de forma diferente devido ao aumento do número de átomos perto da superfície, em comparação com a estrutura em massa.

- Dois factores principais fazem com que as propriedades dos nanomateriais sejam diferentes das de outros materiais: o aumento da área de superfície relativa e os efeitos físicos [9].

- Quanto mais pequena for uma partícula, maior é a sua relação superfície/volume e maior é a sua reatividade química e atividade biológica.

- Quanto maior for a reatividade química dos nanomateriais, maior será a produção de espécies reactivas de oxigénio (ROS), que têm um potente efeito antimicrobiano. No entanto, as mesmas propriedades que tornam as nanopartículas tão únicas, ou seja, principalmente o seu pequeno tamanho, grande área de superfície, composição química, solubilidade e geometria, podem também ser responsáveis pelo seu potencial perigo para a saúde humana.

11. TIPOS DE NANOPARTÍCULAS (NPS)

As nanopartículas podem ser polímeros orgânicos (NPs orgânicas) e/ou elementos inorgânicos (NPs inorgânicas) [10]. Os lipossomas, os dendrímeros e os nanomateriais de carbono são exemplos de NPs orgânicas, enquanto as NPs inorgânicas, como as NPs de poliestireno, magnéticas, cerâmicas e metálicas, têm um núcleo central composto por material inorgânico que define as suas propriedades fluorescentes, magnéticas, electrónicas e ópticas [10].

12. NANOMATERIAIS EM MEDICINA DENTÁRIA CONSERVADORA E ENDODONTIA

A endodontia é o ramo da medicina dentária associado à biologia da polpa dentária normal e à etiologia e tratamento das doenças e lesões da polpa dentária, bem como das condições perirradiculares associadas.

Os microrganismos na cavidade oral podem causar cáries dentárias que levam a vários procedimentos endodônticos, como o tratamento do canal radicular, uma das razões importantes da cárie dentária profunda (Quadro 1). Nos tratamentos endodônticos, a nanotecnologia pode desempenhar um papel importante no desenvolvimento de materiais endodônticos avançados.

Existem vários tipos de materiais necessários nos tratamentos endodônticos, como a amálgama dentária, os cimentos de inómero de vidro (CIV), o compósito dentário, a guta-percha, o desinfetante do canal radicular e os selantes. As propriedades dos materiais endodônticos podem ser melhoradas através da aplicação da nanotecnologia mediante a inclusão de nanopartículas antibacterianas que podem prevenir a infeção recorrente e o insucesso dos tratamentos dos canais radiculares [34].

Um estudo recentemente publicado mostrou que a inclusão de NPs biopoliméricas nos desinfectantes dos canais radiculares proporcionou uma atividade antibacteriana significativa [35]. Num outro estudo, a inclusão de NPs QPEI (polietilenimina de amónio quaternário) melhorou a atividade antibacteriana do selante do canal radicular contra biofilmes de estirpes de E. faecalis (Enterococcus faecalis) [36].

QUADRO 1

No.	Role of Nanotechnology	Advantages
1	Treatment of dental hypersensitivity	Carbonate hydroxyapatite nanocrystals in toothpaste for blocking of dentinal tubules to treat dental hypersensitivity
2	Nano filled glass ionomer cements	Better mechanical and optical properties
3	Nano particle filled restorative composite resins	Higher filler loading , better mechanical properties, glossy surface
4	Nano filled bonding agents	More resistant to degradation and better bonding properties
5	Endodontic sealers	QPEI NPs nanoparticles used as filler in commercially available endodontic sealers, for instance,Guttaflow, Epiphany and AH plus for its antibacterial action
No.	Role of Nanotechnology	Advantages
6	Remineralization of tooth structure	Combination of PVP and ACP nano fibers for remineralization of demineralized dentine in vitro

NPs QPEI: Nanopartículas de polietilenimina de amónio quaternário; PVP:

polivinilpirrolidona; nanofibras ACP: Nanofibras de fosfato de cálcio amorfo

13. NANO-MATERIAIS

O termo "nano-materiais" refere-se a materiais constituídos por partículas de
dimensão nanométrica (1-100 nm), possuindo assim propriedades diferentes das
dos seus equivalentes de dimensão normal. Os nanomateriais são os materiais
com componentes inferiores a 100 nm em pelo menos uma dimensão.

Estes podem incluir aglomerados de átomos, grãos, fibras, películas, compósitos
ou nanofuros destas combinações e podem ser constituídos por metais, cerâmicas,
materiais poliméricos ou materiais compósitos. Na dentisteria de restauração,
estes incluem compósitos de nano-hidroxiapatite (nano-HPA), compósitos de
vidro nano-bioativo (nano-BAG).

Classificação dos nanomateriais

A. Os nanomateriais a uma dimensão são designados por folhas, a duas
dimensões por nanofios e nanotubos e a três dimensões por pontos
quânticos [37].

B. Como definido por Richard W. Siegel, os materiais nanoestruturados podem ser
criados com várias dimensionalidades de modulação:

• Zero (aglomerados atómicos, filamentos e conjuntos de aglomerados),

• Um (multicamadas),

• Dois (camadas ultrafinas sobrepostas ou camadas enterradas), e

• Três (materiais nanofásicos constituídos por grãos equiaxiais de dimensão nanométrica).

C. Os nanomateriais dividem-se geralmente em duas categorias: fulerenos e nanopartículas inorgânicas

a. Fulerenos Trata-se de uma classe de alótropos de carbono que são basicamente folhas de grafeno enroladas em tubos ou esferas. Um método comum utilizado para produzir fulerenos consiste em enviar uma grande corrente entre dois eléctrodos de grafite próximos, numa atmosfera inerte. O arco de plasma de carbono resultante entre os eléctrodos arrefece, formando um resíduo fuliginoso do qual podem ser isolados muitos fulerenos. Estes incluem os nanotubos de carbono, que são de interesse tanto pela sua resistência mecânica como pelas suas propriedades eléctricas.

b. Nanopartículas inorgânicas As nanopartículas inorgânicas (por exemplo, pontos quânticos, nanofios e nanobastões), devido às suas interessantes propriedades ópticas e eléctricas, podem ser utilizadas na optoelectrónica. Além disso, estas propriedades, que dependem do tamanho e da forma dos nanomateriais, podem ser ajustadas durante a produção.

As nanopartículas inorgânicas (atualmente em utilização ou em desenvolvimento) incluem

• Nanopartículas semicondutoras

- Nanopartículas metálicas

- Nanopartículas de óxido metálico

- Nanopartículas de sílica

- Polioxometalatos

- Nanocristais de ouro.

14. MATERIAIS DENTÁRIOS DE RESINA COMPOSTA

O termo "compósito" refere-se apenas ao facto de o material ser composto por vários componentes, ou seja, pelo menos duas fases diferentes. De acordo com esta definição ampla, os ionómeros de vidro, os compómeros, os compósitos à base de resina, os ormocers, etc., estão incluídos neste grupo. Todos eles têm algo em comum: curam para formar uma rede de polímeros com partículas de vidro, quartzo, cerâmica, etc., incorporadas [38].

Os compósitos à base de resina são os materiais de restauração mais populares, proporcionando uma estética muito boa e um longo período de bom desempenho clínico [39]. Os materiais compósitos dentários são cada vez mais importantes na medicina dentária moderna devido às suas vantagens nas aplicações dentárias [40]. Apresentam uma série de vantagens, como uma boa aparência estética, adquirem uma restauração semelhante a um dente, não contêm metal e têm a cor de um dente natural.

Figura 11 : Elucidação da estrutura dos materiais de resina composta dentária

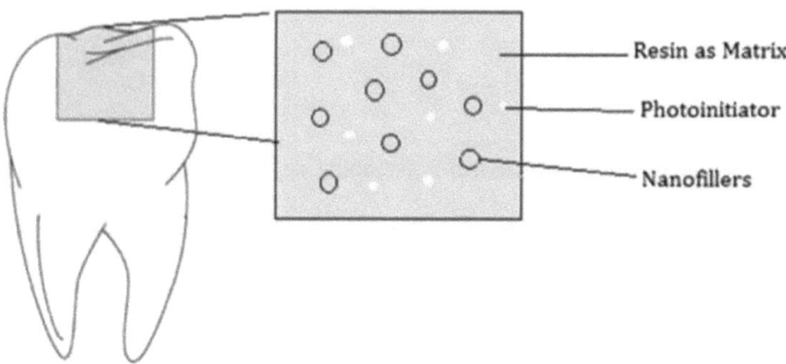

História dos materiais compósitos

Os compósitos são misturas físicas de metais, cerâmicas e/ou polímeros. Normalmente, os compósitos dentários são a mistura clássica de partículas de cerâmica e uma matriz de polímero. Um número crescente de médicos dentistas está agora a utilizar materiais compósitos na sua prática diária porque estes materiais têm a capacidade de substituir o tecido biológico na função com a sua aparência [40]

QUADRO 2 : Classificação dos compósitos

Types of composites	Filler
Densified [7] – Midway filled Ultrafine Fine – Compact-filled [8] Ultrafine Fine	<60% by volume Particles <3 μm Particles >3 μm >60% by volume Particles <3 μm Particles >3 μm
Microfine [9] – Homogeneous and heterogeneous	Average particle size $=04$ μm
Industrial use	Blends of densified and microfine composites [10]
Traditional	Equivalent to what are termed macrofill composites in other classifications
Fiber-reinforced [11]	Industrial-use composites

Matriz de resina dentária

A resina é uma matriz principal e é escolhida de forma a ter a capacidade de polimerizar. Existem diferentes reacções de polimerização que podem iniciar a polimerização na presença de luz, calor, frio e/ou na presença de catalisadores, etc.

A polimerização depende do tipo de material de resina. A polimerização é uma reação química que transforma pequenas moléculas em grandes cadeias de polímeros [41]. A polimerização de materiais compósitos nunca é completa. A grande percentagem de grupos reactivos não participa na polimerização. Para além disso, qualquer camada superficial exposta ao ar é polimerizada de forma incompleta. A contração por polimerização ocorre quando o compósito dentário é curado e altera as propriedades da resina por reação química, como a condensação, a polimerização ou a adição.

Os sistemas de resina encolhem durante a polimerização principalmente porque as moléculas de monómero estão localizadas a distâncias de van der Waals (4 angstrom) umas das outras, enquanto os polímeros correspondentes estão a uma distância de ligação covalente (1,5 angstrom) entre si. Este facto explica o encolhimento durante o processo de polimerização [42]. Uma vez que os materiais de resina fotopolimerizável são muito convenientes de utilizar, estão a ser usados regularmente de forma extensiva. A matriz de monómeros da resina deve possuir um grupo $C=C$ nas suas estruturas que possa polimerizar na presença de fotoiniciação para dar origem a um polímero rígido. As redes poliméricas de metacrilato com boa resistência ao meio aquoso são procuradas para utilização em medicina dentária profiláctica e restauradora [43]. As resinas à base de dimetacrilato são amplamente utilizadas no fabrico de materiais compostos de resina dentária. Possuem excelentes propriedades mecânicas, polimerização rápida, qualidade estética, facilidade de manuseamento e capacidade de ligação à superfície do esmalte [44].

Vários monómeros de dimetacrilato comummente utilizados incluem uma funcionalidade secundária, como grupos hidroxilo ou uretano. O hidrogénio com azoto e/ou oxigénio nas estruturas da resina permanece envolvido em ligações de hidrogénio intramoleculares ou intermoleculares com diferentes grupos funcionais em materiais de resina. Estes tipos de interações são responsáveis pelas diferenças de viscosidade à escala macroscópica do monómero a granel [45].

A mistura de diferentes resinas melhora a ligação de hidrogénio intermolecular e, por sua vez, melhora a compatibilidade nos estados polimerizados finais. A resina mais utilizada é o Bis-GMA, que possui quase todas as propriedades desejáveis dos materiais dentários, como a aparência natural, a ausência de cor, sabor ou agentes tóxicos. Atualmente, muitos materiais disponíveis no mercado utilizam o Bis-GMA como principal matriz monomérica. A sua propriedade distinta é a sua elevada viscosidade.

De igual modo, apresenta valores elevados de resistência, dureza superficial, baixa gravidade específica, boa condutividade térmica, bom tempo de conservação, boa retenção do que outros materiais e pode ser utilizado principalmente para todos os tipos de próteses. A sua estrutura sugere que os grupos hidroxilo são a espinha dorsal e as interações π-π dos anéis aromáticos aumentam a viscosidade que ajuda na conversão do polímero. Isto restringe a incorporação de cargas no mesmo. Tem também a capacidade de se diluir facilmente em solventes ou diluentes típicos.

Para ultrapassar os inconvenientes da resina Bis-GMA (bisfenol a metacrilato de glicidilo), geralmente é necessário diluí-la para melhorar o manuseamento dos compósitos. Devido à elevada viscosidade do Bis-GMA (até 1200 Pa.), continua a ser um desafio adicionar partículas inorgânicas à matriz de resina. Sem as cargas inorgânicas, os compósitos de resina dentária tendem a gerar uma elevada contração de polimerização durante a fase de cura e baixas propriedades mecânicas, o que pode levar a cáries secundárias.

Por conseguinte, é importante conceber formas de introduzir cargas inorgânicas em compósitos de resina. O BisGMA combina-se com monómeros de baixa viscosidade como o TEGDMA (metacrilato de corante de trietilenoglicol). A diluição do compósito com TEGDMA demonstrou ter efeitos menos desejáveis nas propriedades da resina, porque aumenta a absorção de água e a contração da polimerização [36, 40]. Por outro lado, as tensões de contração de polimerização mais baixas podem resultar da relativa facilidade de fluxo dos compósitos de resina diluída durante as fases iniciais [46].

O TEGDMA é uma molécula longa que termina com dois grupos metacrilatos funcionais idênticos aos do Bis-GMA. Para tentar substituir o TEGDMA ou combiná-lo com o TEGDMA, surgiram polímeros de cadeia curta, como o uretano dimetacrilato, ou seja, o UDMA (uretano dimetacrilato). O estudo do UDMA como monómero de base e do TEGDMA como monómero de baixa viscosidade em diferentes concentrações molares é também realizado com fotopolimerização. O aumento da concentração de TEGDMA provocou uma diminuição da viscosidade da mistura UDMA/TEGDMA, um atraso no tempo até à taxa máxima de polimerização e um aumento dos valores da extensão da polimerização (Ep) das misturas de resinas. Além disso, os valores de Ep diminuíram com o aumento do teor de carga entre 0 e 60 wt% [47].

Figura 12 : ESTRUTURAS QUÍMICAS DO BIS-GMA, TEGDMA E UDMA

Resins	Structures
Structure of Bis-GMA bisphenol a glycidyl methacrylate ([2-hydroxy-3-[4-[2-[4-[2-hydroxy-3-(2-methyl prop-2-enoyloxy) propoxy] phenyl] propan-2-yl]phenoxy] propyl] 2-methylprop-2-enoate)	Bis-GMA
Structure of TEGDMA 2-[2-[2-(2-methylprop-2-enoyloxy)ethoxy]ethoxy]ethyl 2-methylprop-2-enoate commonly known as triethyleneglycol dimethacrylate	TEGDMA
Structure of UDMA urethane dimethacrylate, (2-[[3,5,5-trimethyl-6-[2-(2-methylprop-2 enoyloxy)ethoxycarbonylamino]hexyl]carbamoyloxy]ethyl2-methylprop-2-enoate)	UDMA

Enchimentos

Geralmente, as cargas inorgânicas, com volume constante, são adicionadas ao sistema de monómeros para atingir o grau de resistência que permite que os compósitos à base de resina sejam utilizados em áreas posteriores que suportam tensões. Assim, a contração residual da polimerização é reduzida ao mínimo. As propriedades finais da matriz de resina dependem do tamanho das partículas, da sua distribuição, etc. É óbvio que quanto maior e mais duro for o tamanho, maior será a resistência. Mas, ao mesmo tempo, a capacidade de polimento diminui. O aspeto é também a principal preocupação dos pacientes.

A combinação correta de diferentes fracções de partículas de carga em relação ao seu tamanho produz propriedades mecânicas e de polimento óptimas. Para satisfazer as propriedades físicas da amálgama com estes materiais compósitos de resina, foram efectuadas muitas tentativas no campo da investigação a nível mundial. Para melhorar as propriedades destes materiais, existem muitas oportunidades de alteração nestes três domínios, ou seja, fase orgânica, fase inorgânica e fase de acoplamento.

As cargas inorgânicas são de dois tipos: tradicionais e modernas. Os tradicionais incluem materiais macro e microenchidos, enquanto os modernos são materiais de resina híbridos e nanoenchidos. Entre todos estes tipos, os materiais de resina nanocarregados ganharam muita importância devido à sua melhor aplicabilidade.

Atualmente, os pacientes são igualmente cuidadosos com o aspeto dos seus dentes. Desde então, os materiais compósitos estão a ser constantemente melhorados. As resinas compostas são classificadas de acordo com as suas várias caraterísticas (ou seja, mecanismo de cura e tipo de partículas).

A classificação mais comummente utilizada considera principalmente a distribuição e o tamanho médio das partículas da fase de enchimento de um determinado compósito [48]. Estes são assim divididos em macroenchidos, microenchidos, híbridos e finalmente nanoenchidos (Tabela abaixo) que correspondem à terminologia dos nanocompósitos [49].

Figura 13: DESENVOLVIMENTO HISTÓRICO DOS NANOFILLERS UTILIZADOS NA DENTISTRIA, COM BASE NO TAMANHO DAS PARTÍCULAS DO FILLER

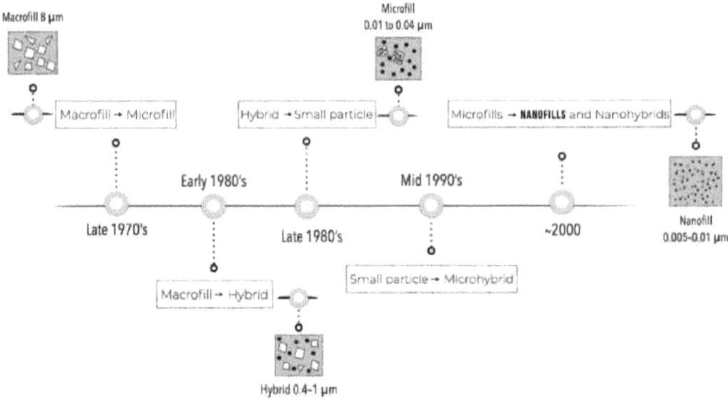

Compósitos Macrofilled

Os compósitos macropreenchidos foram os primeiros compósitos de resina comercializados na década de 1960 para preencher os dentes da frente [50]. As partículas cristalinas grandes foram moídas num pó fino contendo partículas com 5 -50 μm de diâmetro. As partículas maiores do que isto são visíveis a olho nu. Devido ao grande tamanho das partículas, os compósitos com macroenchimento não são muito políveis. Têm uma sensação de aspereza e podem facilmente acumular placa bacteriana e manchas. A abrasão e o desgaste são as principais desvantagens dos compósitos macrofilled. A perda de partículas de carga expõe cada vez mais a matriz de plástico macio à força abrasiva, e a restauração desgasta-se deixando para trás os buracos das partículas macroscópicas. As superfícies oclusais dos dentes posteriores são alvo de muitos desafios abrasivos. Uma obturação que se desgasta excessivamente provoca uma alteração na mordida e pode afetar o outro dente, deslocando ligeiramente a mordida [51].

As resinas macropreenchidas estão disponíveis no mercado, mas não são de grande interesse para os dentistas devido às suas propriedades limitadas e ao seu fraco desempenho clínico, como a rugosidade, a coloração e o desgaste. A figura abaixo mostra uma imagem SEM de um compósito macropreenchido.

TABELA 3 : Diferentes tipos de compósitos de resina com tamanho

Types	Sizes	
(1) Macrofilled composites	5–50 μm	
(2) Microfilled composites	0.1–10 μm	
(3) Nanocomposites (i) Agglomerates	20–100 nm	

Figura 14: Compósitos macro-revestidos

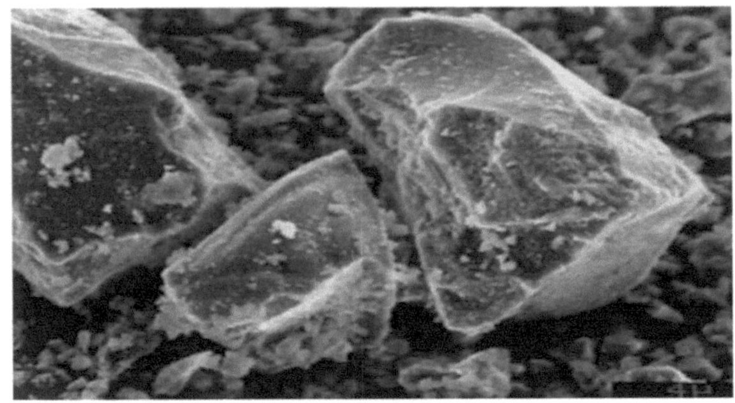

Partículas de enchimento de quartzo moído (com diâmetros de cerca de 1-30 µm). Estas cargas relativamente grandes foram utilizadas nas primeiras formulações de compósitos tradicionais. As partículas mais pequenas vistas no fundo contribuem para uma ampla distribuição do tamanho das partículas

Types	Sizes	
(ii) Isolated discrete particles	1–100 nm	
(4) Hybrid composites (i) Macrohybrid	1.0–5.0 μm and smaller filler particles of 0.05 μm	
(ii) Microhybrid	Average 0.6 μm	
(iii) Nanohybrid	Less than 0.1 μm or 100 nm	

Compósitos Microfilled

Os compósitos micropreenchidos estão a ser utilizados em medicina dentária há quase 30 anos [52]. Eles mantiveram a estética e a capacidade de polimento que os macrofills não têm. Assim, as principais caraterísticas destes compósitos são o elevado polimento que pode ser alcançado e mantido ao longo do tempo e a excelente translucidez semelhante ao esmalte. Por conseguinte, são indicados para a restauração de dentes anteriores e lesões de abfracção cervical [44]; não devem ser utilizados em áreas de grande tensão porque apresentam frequentemente lascamento marginal e fratura em bloco [52].

Tal como o seu nome indica, o tamanho das partículas das cargas varia entre 0,1 e 100 µm. O tamanho varia devido à aglomeração de partículas, se presente. Estas propriedades limitaram a utilidade dos microenchimentos, particularmente na zona posterior durante a realização de radiografias.

Os compósitos micropreenchidos com partículas de preenchimento mais pequenas permitiram uma melhor retenção do polimento, melhorando a estética, mas ofereceram menos resistência. Para além disso, os microenchimentos tradicionais que contêm apenas sílica não são radiopacos. A área de superfície das cargas é grande; assim, os compósitos são menos preenchidos e altamente viscosos. A menor concentração de cargas resulta numa diminuição da resistência dos compósitos finais quando comparados com as macro-enchimentos.

Os compósitos micropreenchidos não são adequados para os locais que estão expostos a áreas de elevado stress. Dois exemplos de microfill no mercado atual são as várias versões do Heliomolar da Ivoclar, Vivadent e Renamel da Cosmedent. A figura abaixo mostra uma imagem SEM de um compósito micropreenchido.

Figura 15 : Compósitos com microenchimento

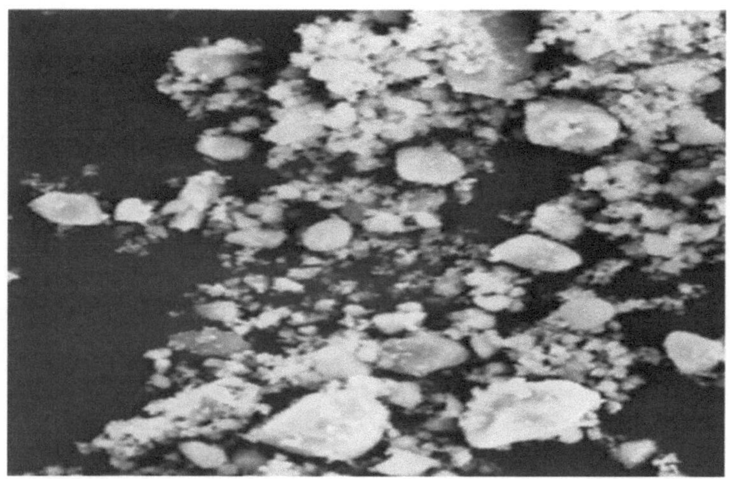

Partículas típicas de um compósito cheio de partículas pequenas, com tamanhos na gama de 0,1-10 µm

Nanocompósitos

O mais recente avanço no processo de fabrico de resinas compostas dentárias é a utilização da tecnologia de nanopartículas. Nos últimos anos, a nanotecnologia tem desempenhado um papel importante na melhoria do desempenho clínico dos compósitos de resina dentária.

A nanotecnologia trata de métodos químicos e físicos para produzir materiais operacionais à escala nanométrica, com dimensões entre 0,1 e 100 nm [53]. A nanotecnologia permitiu a produção de partículas de carga nanodimensionais que são adicionadas isoladamente ou como nanoclusters em resinas compostas [45]. A utilização de nanomateriais permite obter melhorias impressionantes nas propriedades ópticas, químicas, físicas e mecânicas [54].

Uma grande quantidade de exames está a ser dedicada ao desenvolvimento de nanocompósitos de diferentes tipos para vários programas, envolvendo revestimentos de alto desempenho, sistemas biomédicos, materiais estruturais, catalisadores, fotónica e eletrónica.

As nanopartículas têm uma área de superfície significativamente maior em comparação com o seu tamanho na gama dos micrómetros. A elevada concentração de energia livre de superfície faz com que as nanopartículas se liguem fortemente a outros materiais e umas às outras. Por conseguinte, um dos maiores desafios para a aplicação da nanotecnologia em materiais de restauração é evitar a aglomeração dessas pequenas partículas. Quando as partículas estão fracamente ligadas por forças de van der Waals, são consideradas "aglomerados", enquanto os "agregados" são partículas ligadas entre si por pontes sólidas, como a calcinação.

Na técnica descendente, são utilizados processos de fresagem convencionais para reduzir a partícula, geralmente não abaixo de 100 nm (100 nm = 0,1 μm). Para desenvolver partículas abaixo de 100 nm, é utilizada a montagem molecular direta na abordagem ascendente, na qual as cargas são construídas a partir de átomos e precursores moleculares em estruturas progressivamente maiores e transformadas em cargas nanométricas para aplicação em medicina dentária [46].

Os nanocompósitos são a mais recente adição aos materiais de enchimento compósitos. Trata-se de resinas compostas que contêm nanopartículas nano-aglomeradas distribuídas de forma homogénea. Normalmente, os compósitos de restauração à base de nanocompósitos contêm 13-30% em peso de matriz orgânica polimerizável e 70-87% em peso de mistura de diferentes cargas inorgânicas, para além de um fotoiniciador ou outros sistemas de cura. Distinguem-se dos compósitos híbridos pelo seu tamanho de partícula, ou seja, tamanho nanométrico, que é o tamanho mais pequeno que pode ser utilizado em materiais de resina dentária como cargas.

São muito mais populares do que as anteriores porque têm caraterísticas de desgaste superiores, suavidade, elevada capacidade de polimento e melhores caraterísticas de manuseamento.

As nanopartículas também aumentam a transparência e a estética. Atualmente, são designadas por compósitos universais [55]. A síntese das nanopartículas de enchimento é efectuada utilizando precursores líquidos através de uma abordagem ascendente. As nanopartículas de silício apresentam uma estrutura semelhante a uma gaiola com 8 átomos de silício e 12 átomos de oxigénio. As partículas são tão pequenas (na gama de 1-100 nm) que se tornam parte da matriz de resina.

Podem ser sintetizadas de duas formas: a síntese controlada dá origem a nanopartículas discretas e a outra mostra aglomerados de nanopartículas juntamente com as discretas.

Um nanocluster possui um espaçamento intersticial reduzido entre as partículas de carga, o que permite uma maior carga de carga. O aumento da carga de carga, por sua vez, aumenta as propriedades mecânicas e a capacidade de resistência ao desgaste. Os nanoclusters apresentam, assim, um melhor desempenho do que as nanopartículas discretas, pois têm a capacidade de obter uma área de superfície mais lisa e uma elevada translucidez.

Os nanocompósitos com nanoclusters permitem que partículas mais pequenas se juntem e funcionem como partículas maiores, resultando num aumento da força, da resistência ao desgaste e da capacidade de polimento. Os nanoclusters fornecem um mecanismo de reforço distinto em comparação com os sistemas microfill ou nanohíbridos, resultando em melhorias significativas na resistência e fiabilidade.

Em medicina dentária, as restaurações posteriores de classe I e II necessitam de compósitos que apresentem elevadas propriedades mecânicas, enquanto as restaurações anteriores requerem compósitos com uma estética superior. Ainda não surgiu um compósito de resina que ofereça todos os requisitos para restaurações posteriores e anteriores.

A nanotecnologia tem um grande impacto na dentisteria de restauração ao oferecer aperfeiçoamentos ao sistema de compósito já baseado em resina [54, 56] e espera-se que o novo nanocompósito seja útil para todas as aplicações de restauração posteriores e anteriores.

Quadro 4 (a) : Nomes de produtos comerciais de materiais compósitos, classificação, composição, caraterísticas

Category	Product name	Classification	Composition
Enamel/dentin bonding	**Prime & Bond NT** DENTSPLY Sirona International, York, PA, USA	Nano-filled dentin bonding system	7–12 nm SiO2 particles

Caraterísticas :

- Maior resistência de ligação microtensiva à dentina do que os sistemas adesivos autocondicionantes de um frasco.

- Baixa resistência de ligação por microtensão à porcelana feldspática.

Quadro 4 (b) : Nomes comerciais de produtos compósitos, classificação, composição, caraterísticas

Category	Product name	Classification	Composition
Resin composite	**Filtek Z350XT** (dentin, enamel or body) 3 M Oral Care, St Paul, MN, USA	Nanofill	Zirconia-silica nano-filled clusters (0.6–1.4 µm; 90%) and nanoparticles (5–20 nm; 10%) dispersed in the matrix 79 wt%

Caraterísticas :

- Resistência à fratura inferior à do compósito à base de ormocer.

- Maior retração de polimerização, sorção de água e solubilidade.

- Diminuição da resistência à flexão e do módulo de flexão após 30 dias de armazenamento em água.

- Maior probabilidade de coloração oclusal, eluição relativamente elevada do monómero.

- Baixos valores de rugosidade clínica, polibilidade reduzida após carga cíclica.

- Diminuição da dureza Knoop após 6 meses de armazenamento da água.

- Instabilidade da cor após aquecimento adicional pós-cura.

- Boa resistência à degradação biomecânica.

- Menor resistência à flexão e módulo de elasticidade em comparação com os compósitos híbridos.

Quadro 4 (c) : Nomes comerciais de produtos compósitos, classificação, composição, caraterísticas

Category	Product name	Classification	Composition
Resin composite	**Filtek Z350XT translucent** 3 M Oral Care	Nanofill	Nanoparticles (~75 nm) and minor amount of silica nano-filled clusters (0.6–1.4 µm; 50%) 70 wt%

Caraterísticas :

- Maior retração de polimerização, sorção de água e solubilidade.

- Diminuição da resistência à flexão e do módulo de flexão após 30 dias de armazenamento em água.

Quadro 4 (d) : Nomes comerciais de produtos compósitos, classificação, composição, caraterísticas

Category	Product name	Classification	Composition
Resin composite	**Tetric EvoCeram** DENTSPLY Sirona	Nanohybrid	Barium glass (1 μm), Baaluminum-silicate glass (0.4–0.7 μm) and Ytterbium trifluoride (550 nm) 82–83 wt%

Caraterísticas :

- Resistência à fratura inferior à do compósito à base de ormocer.

- Baixos valores de rugosidade.

- Redução da capacidade de polimento após carga cíclica.

- Valores iniciais de transmissão de luz mais elevados.

- Menor aumento de temperatura durante a cura.

Quadro 4 (e) : Nomes comerciais de produtos compósitos, classificação, composição, caraterísticas

Category	Product name	Classification	Composition
Resin composite	**Grandio/Grandio Nano** Voco, Briarcliff Manor,NY, USA	Nanohybrid	Silica dioxide (20–60 nm) and barium-aluminaborosilicate (0.1–2.5 μm) 87 wt%

Caraterísticas :

- Encolhimento mínimo da polimerização quando comparado com o nanofill

  e o Tetric EvoCeram, menor sorção de água e solubilidade, resistência à

  flexão e módulo de flexão elevados e estáveis após 30 dias de

  armazenamento em água.

- Maior grau de conversão e menor estabilidade de cor do que os materiais

micro-híbridos.

**Quadro 4 (f) : Nomes de produtos comerciais de materiais compósitos,
classificação, composição, caraterísticas**

Category	Product name	Classification	Composition
Resin composite	Clearfil Majesty Esthetic Kuraray Noritake Dental, Inc, Tokyo, Japan	Nanohybrid	Silanated Barium glass filler and pre-polymerized organic filler including nanoparticles (0.2–100 μm) with average particle size of 0.7 μm 78 wt%

Caraterísticas :

- Maior grau de conversão e menor estabilidade de cor do que os materiais
micro-híbridos.

- Instabilidade da cor após aquecimento adicional pós-cura.

**Quadro 4 (g) : Nomes de produtos comerciais de materiais compósitos,
classificação, composição, caraterísticas**

Category	Product name	Classification	Composition
Resin composite	Ceram-X DENTSPLY Sirona	Nanohybrid	Non-agglomerated barium glass fillers (0.6 μm) and ytterbium fluoride (0.6 μm), methacrylic polysiloxane nanoparticles

Caraterísticas :

- Microdureza mais elevada, menor contração de polimerização e menor grau de conversão (%) do que os materiais experimentais, tanto após 20 min como após

72 h

Quadro 4 (h) : Nomes comerciais de produtos compósitos, classificação, composição, caraterísticas

Category	Product name	Classification	Composition
Resin composite	**Clearfill AP-X Flow** Kuraray Noritake Dental, Inc	Nanohybrid	Bis-GMA, TEGMA, 81% wt Ba glass and silica nano fillers

Caraterísticas:

- Maior resistência ao cisalhamento em comparação com os materiais experimentais (Z-350 com diferentes % de NZnO)

Quadro 4 (I) : Nomes de produtos comerciais de compósitos, classificação, composição, caraterísticas

Category	Product name	Classification	Composition
Resin composite	**Filtek Z-350 flowable** 3 M Oral Care	Nanofill	Bis-GMA, TEGAM, and Bis-EMA, 72% wt sílica, zirconia and zirconia/sílica nanocluster fillers

Caraterísticas:

- Menor resistência ao cisalhamento em comparação com os materiais experimentais (Z-350 com diferentes % de NZnO).

Compósitos híbridos

Esta categoria de resinas compostas começou a aparecer no mercado há cerca de 10 anos [57] para reter as vantagens da resina macro e micropreenchida, ou seja, a resistência das macropreenchidas e a polibilidade das micropreenchidas, e para minimizar ou reparar os problemas que enfrentam. Os compósitos híbridos misturaram partículas de enchimento maiores para melhorar a resistência, mas eram menos políveis, resultando num acabamento mais mate do que brilhante. Foram escolhidos pela sua durabilidade para restaurações posteriores em que a resistência era essencial. Foi desenvolvido para melhorar os compósitos híbridos e criar um material mais universal.

As melhorias nesta categoria centraram-se no aumento da resistência ao desgaste e das propriedades estéticas, sem sacrificar a resistência. A maioria das resinas compósitas desta categoria apresenta um tamanho médio de partícula de 0,5 μm. A figura abaixo mostra a imagem SEM de compósitos híbridos. Os compósitos híbridos contêm vários tamanhos de partículas, que variam de 0,02-0,04 a 1-3 μm.

Os compósitos híbridos não mantêm um polimento elevado durante muito tempo, porque as partículas grandes saltam das superfícies dos dentes. No entanto, os compósitos híbridos são fáceis de trabalhar e são resistentes ao desgaste. Incluem partículas mais pequenas e de tamanho submicrónico que são mais difíceis de deslocar do que as partículas grandes. Os compósitos híbridos podem ser preenchidos mais densamente com partículas de enchimento do que os compósitos que contêm apenas partículas microscópicas. As partículas grandes evitam que a consistência da pasta se torne demasiado rígida.

Figura 16 : Compósitos híbridos

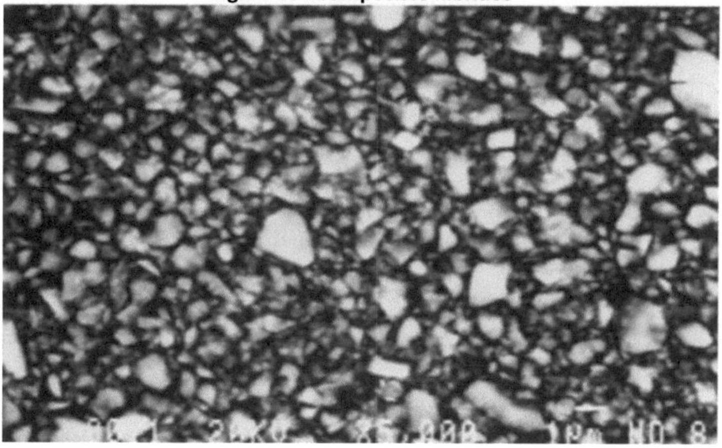

Superfície polida de um compósito híbrido. Os tamanhos das partículas variam entre cerca de 0,1 e 3 μm (ampliação SEM× 5000)

As partículas de tamanho submicrónico ocupam o espaço entre as partículas grandes. A densidade de partículas mais elevada atingida com os híbridos é de 90% em peso. Devido à elevada densidade de partículas, os híbridos foram os primeiros compósitos promovidos para utilização posterior e continuam a ser um dos compósitos posteriores mais resistentes ao desgaste no mercado.

Ao compará-lo com outros tipos, as suas resistências físicas, como a resistência à tração e a resistência à compressão, aumentam quase 25% em relação ao macroenchimento, e a retração por polimerização diminui substancialmente [58].

O Tetric EvoCeram e o IPS Empress Diret da Ivoclar Vivadent, juntamente com o Herculite Ultra da Kerr, são os exemplos típicos dos nano-híbridos atualmente disponíveis no mercado. A título de exemplo, o Herculite XRV da Kerr é um dos micro-híbridos mais populares do mercado

Agentes de acoplamento

Os agentes de acoplamento são utilizados para melhorar a aderência da resina através da modificação da superfície das cargas inorgânicas. Para obter boas propriedades de restauro, é desejável que haja uma ligação forte e uma boa aderência entre as interfaces, como as cargas inorgânicas e os materiais de resina. Assim, os agentes de acoplamento são um tipo de compostos híbridos inorgânicos-orgânicos que são especificamente utilizados para promover a adesão.

Foi relatado que este ligante retarda o processo de degradação, protege o material de enchimento contra fracturas e melhora a distribuição e a transferência de tensões da matriz orgânica flexível para partículas de material de enchimento inorgânico mais rígidas e fortes [59]. Também diminui a capacidade de absorção de água dos compósitos e minimiza o desgaste.

O objetivo dos agentes de acoplamento associados a cargas inorgânicas é ajudar as partículas inorgânicas a misturarem-se com a matriz orgânica e formar uma mistura homogénea nas mesmas fases com base no princípio "Like dissolves Like" [59]. Têm sido utilizados para revestir cargas há mais de 50 anos em plásticos industriais e, mais tarde, em cargas dentárias.

Atualmente, continuam a ser o estado da arte. A história dos agentes de acoplamento não é assim tão antiga. Em meados da década de 1940, foram registados três pedidos de patente que lançaram as bases dos agentes de acoplamento. Steinman registou uma patente sobre a utilização de silicato de metilo, Te Grotenhuis sobre siloxanos de vinilo e Goebel e Iler sobre cloreto de metacrilato crómico.

Estas patentes estavam todas relacionadas com a melhoria da adesão de resinas de matriz à fibra de vidro através da utilização de um agente de acoplamento. Depois disso, devido a várias aplicações, a sua utilização em química e medicina dentária aumentou. Seguem-se alguns tipos diferentes de agentes de acoplamento com as suas estruturas que são mais frequentemente utilizados para acoplar com cargas inorgânicas, como se mostra na tabela abaixo.

Estas são moléculas bifuncionais capazes de reagir através dos seus grupos metoxisilano ou etoxisilano com as cargas e com a matriz de resina. A ligação covalente que se forma com M-O-Si tem um carácter iónico significativo [60]. Melhor dispersão, aglomerados mais pequenos melhoram a microdureza e a resistência à flexão. Um dos lados do agente de acoplamento tende a ligar-se aos grupos hidroxilo das partículas de sílica e o outro é copolimerizado com a matriz polimérica [61]. A reação química do agente de acoplamento de silano com cargas inorgânicas é mostrada na Fig. abaixo

QUADRO 5: Diferentes tipos de agentes de acoplamento com exemplos

Coupling agents	Examples
(1) Silane	(i) Trichloro vinyl silane 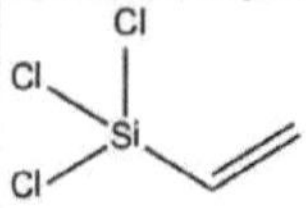
	(ii) Triethoxy vinyl silane 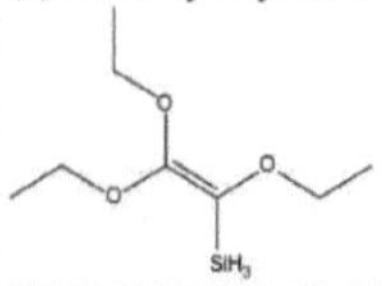
	(iii) 3-methacryloxypropyl trimethoxysilane (MPTS) 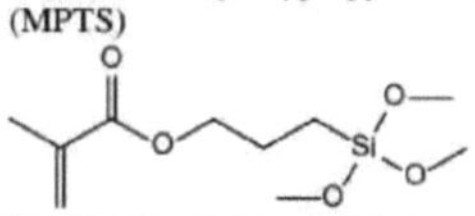
(2) Organic chromium	(i) Methacrylic acid chromium complex
(3) Titanate	(i) Triisostearyl titanate 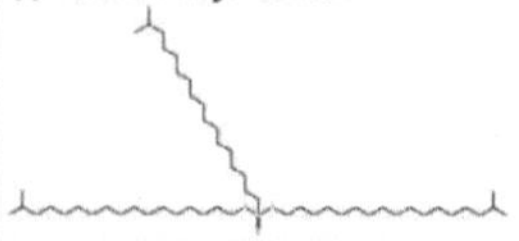
	(ii) Triisopropyl titanate 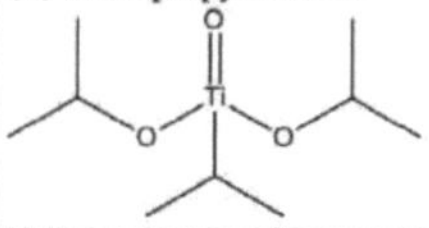
(4) Aluminate zirconium	(i) Tetrapropoxy zirconium 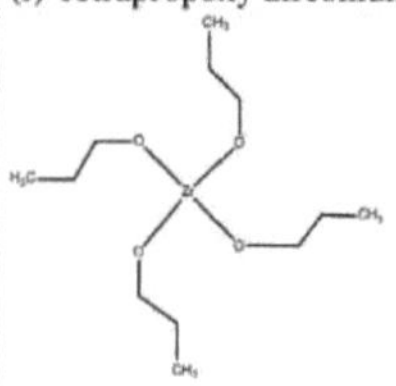

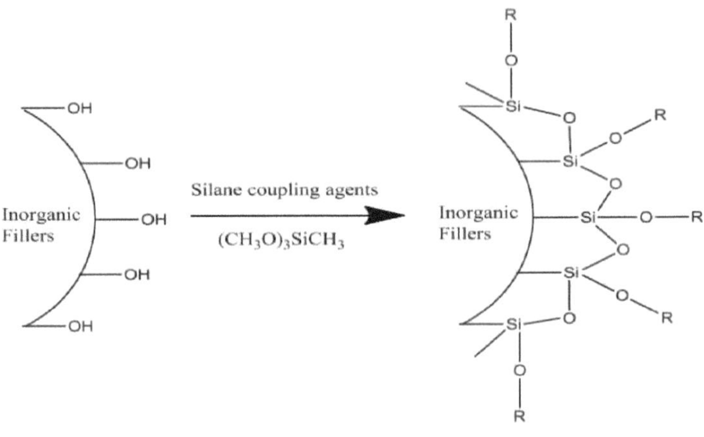

Agentes foto-iniciadores

Os fotoiniciadores são responsáveis pela fotorreacção na absorção de luz, produzindo espécies reactivas. Estas são capazes de iniciar ou catalisar reacções químicas que resultam em alterações significativas na solubilidade e nas propriedades físicas de formulações adequadas, como resinas ou materiais poliméricos. A canforoquinona (CQ), um fotoiniciador de luz azul, é normalmente utilizada em formulações de resinas dentárias. Diz-se que a CQ produz uma polimerização altamente reactiva que requer uma quantidade muito pequena para ser utilizada em materiais de cor dos dentes com translucidez semelhante à do esmalte [62].

Diferentes compósitos de resina requerem diferentes níveis de energia luminosa para uma cura correta. Atualmente, os fabricantes produzem materiais compósitos com mais do que um iniciador, por exemplo, EDB, ou seja, benzoato de etil4-dimetilamino, cloreto de difeniliodónio, hexafluorofosfato de difeniliodónio, etc. O tipo, a quantidade, etc. dos foto-iniciadores são factores importantes que afectam o processo de polimerização durante a cura dos materiais compósitos. A estrutura típica do CQ é mostrada na Fig. abaixo.

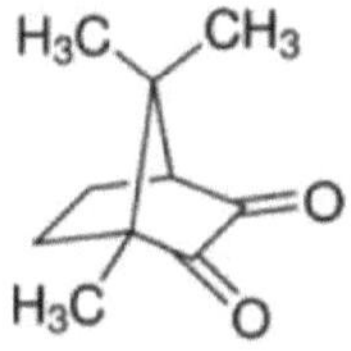

Figura 18 : Estrutura química da CQ (4, 7, 7-trimetilbiciclo

Necessidade da nanotecnologia

A nanotecnologia é uma ciência que actua a nível molecular. Trata de estruturas de dimensão igual ou inferior a 100 nm, pelo menos numa dimensão, e do desenvolvimento de materiais ou dispositivos com essa dimensão [63]. A nanotecnologia trata das nanoestruturas, nanomateriais, nanopartículas, etc. Simplesmente, esta tecnologia permite a manipulação da matéria a nível molecular e atómico para introduzir enormes mudanças nas aplicações de vários domínios. Um desses domínios importantes é a medicina dentária [40]. À medida que se diminui o tamanho das partículas, alteram-se as propriedades físicas e químicas que podem ser úteis para aplicação em diferentes domínios.

A medicina dentária é um dos domínios em que a nanotecnologia desempenha vários papéis, como a engenharia de tecidos [64], os implantes dentários, os nanorrobôs dentários, os nanocompósitos [45], as nanoestruturas dentárias, os nanomateriais para a administração de medicamentos periodontais, a imagiologia dentária, os nanomedicamentos, como as pastas de dentes, etc.

Nos últimos anos, o interesse crescente na restauração estética levou a um maior desenvolvimento de materiais que têm a mesma cor que a dos dentes. A nanotecnologia permite a produção de partículas de carga nanométricas que são compatíveis com os compósitos dentários; por conseguinte, pode ser adicionada uma maior quantidade de carga à matriz de resina composta [45].

As resinas compostas que contêm estas partículas são fáceis de moldar e têm um elevado grau de força e resistência à abrasão. A medicina dentária de restauro surge com o avanço moderno, onde o preenchimento estético entra em cena. Estes materiais de enchimento não são mais do que a matriz de resina com nanocargas misturadas uniformemente na mesma.

As nanocargas desempenham um papel importante na melhoria das propriedades dos materiais de restauro dentário de muitas formas, como as suas propriedades físicas, mecânicas, biológicas e o seu aspeto. As nanocargas, devido ao seu tamanho mais pequeno, maior área de superfície e elevada energia de superfície, tornam conveniente a captura de monómeros reactivos ou segmentos de polímeros na sua superfície [65]. Também favorecem a transferência de tensões da matriz de resina macia para o nanofiller orgânico duro. Assim, os materiais compósitos à base de resina adquiriram nanotecnologia para o progresso futuro e os próximos anos irão aprofundar o tema para um maior avanço.

Nano em resinas compostas

Nenhum material nanocompósito sintético é suficientemente bom para ser ideal para aplicações dentárias. Assim, numa tentativa de melhorar a aplicabilidade destes materiais nanocompósitos, estes têm sofrido uma evolução progressiva, passando de compósitos dentários com enchimento em massa [66] para compósitos dentários com enchimento nanométrico.

O desenvolvimento da utilização de nanocompósitos foi patenteado em resposta às questões persistentes e desencorajadoras da contração de polimerização, força, microdureza e resistência ao desgaste, essenciais em aplicações oclusais posteriores. Por volta da mesma altura em que Bowen desenvolveu as resinas especialmente para a dentisteria restauradora [67, 68], uma nova palavra 'nano' foi introduzida pelo cientista Prémio Nobel Sir Richard Feynman em 1959. Esta descoberta foi um marco para os avanços nos compósitos dentários e nas nanopartículas como cargas.

A escolha das nanopartículas baseia-se nas suas propriedades físicas, abordando questões como a contração da polimerização, a resistência ao desgaste, a microdureza e a satisfação do paciente em termos de aparência estética [69]. Apesar de muitas melhorias neste domínio, os compósitos dentários não têm resistência, força e durabilidade suficientes para serem utilizados em áreas de tensão. Foi escolhida uma variedade de nanocargas para descobrir os seus efeitos nos produtos finais, tais como nanopartículas de sílica, vidro, nanotubos de carbono, alumina, zircónia e titânia.

Nano-sílica como material de enchimento

O quartzo cristalino ou sílica é o primeiro tipo de carga que foi utilizado em materiais nanocompósitos de resina. A sílica natural não é reforçadora e tem sido utilizada como carga, apenas para reduzir o custo. As cargas de sílica e vidro são utilizadas numa vasta gama de aplicações dentárias devido à sua biocompatibilidade, resistência ao desgaste e estética. No entanto, estão sujeitas a falhas frágeis [70]. O efeito positivo da sílica nanométrica e das cargas à base de silicato na resistência à flexão, na dureza da superfície, na resistência à fratura e nas propriedades ópticas já foi referido na literatura [71].

Nanotubos de carbono como cargas

Os nanotubos de carbono são utilizados na preparação de materiais compósitos que são biocompatíveis por natureza e conferem elevada resistência mecânica e resiliência [72]. No entanto, estes materiais apresentam falta de hidrofobicidade e inércia química, o que limita as suas aplicações [73].

Nano-zinco como enchimento

O óxido de zinco é naturalmente de cor branca e a sua incorporação nesta nova amálgama dentária pode desvanecer a cor metálica da amálgama convencional. A especialidade dos óxidos de zinco são as suas propriedades antibacterianas [74]. O ZnO tem provavelmente a família mais rica de nanoestruturas de todos os materiais, tanto em termos de estruturas como de propriedades. A sua percentagem de carga é elevada, o que aumenta as propriedades mecânicas da resina [75]. Isto afecta a capacidade de polimento do compósito final e, por conseguinte, o seu aspeto final.

Nano-alumina como material de enchimento

Foram utilizadas nanopartículas de alumina nano e microscópicas para melhorar as propriedades mecânicas dos materiais. Arora et al. [76] analisaram recentemente o efeito da adição de alumina e registaram um impacto positivo nas propriedades da resina acrílica.

Foi escolhida devido às suas propriedades únicas, como o elevado módulo de elasticidade, a estabilidade térmica e química, a elevada resistência e a tenacidade. Comparando os dois, o material de enchimento nanométrico provou ser mais eficaz [71]. Chen e colaboradores descobriram que concentrações maiores de Al2O3 (9 wt%) causaram uma perda de peso pronunciada mesmo a baixas temperaturas [73].

Zircónia como enchimento

Já foi feito muito trabalho com a zircónia como material de enchimento em materiais compósitos. Além disso, nos últimos anos, foram utilizadas nanofibras de zircónia-sílica [70]. A zircónia é biocompatível, quimicamente inerte, resistente à corrosão, opaca por natureza, com baixa condutividade térmica, etc. É necessário que estejam presentes em maior quantidade como cargas, com um teor de ~60-70%, o que é responsável pela dureza, enquanto a investigação se centra atualmente na quantidade mínima de carga, ou seja, menos de 10%.

Nanohidroxiapatite como material de enchimento

A hidroxiapatite (HA) é um mineral natural que contém cálcio e fosfato. É muito adequada para aplicações dentárias, uma vez que é biologicamente compatível e substitui a dentina [71]. Proporciona uma excelente bioatividade, aumenta a resistência física e é a forma mais estável de fosfato de cálcio. Foram realizados mais trabalhos sobre nanohidroxiapatite e cimento de ionómero de vidro para restauração [78]. O resultado foi uma maior resistência à desmineralização e uma força de ligação aceitável.

Os cristais nanofásicos de hidroxiapatite podem ligar-se ao osso e estimular a cicatrização óssea através da estimulação da atividade osteoblástica [79]. No entanto, o tempo de presa do cimento nano-HA excedeu o tempo de presa máximo clinicamente adequado.

Nano-TiO2 como material de enchimento

As nanopartículas de dióxido de titânio (TiO2) são muito finas, aglomeram-se facilmente em aplicações práticas e são especialmente difíceis de dispersar em solventes orgânicos [79]. Mas apresentam excelentes propriedades se forem sintetizadas de forma controlada. A adição de nanopartículas de TiO2 modificadas à superfície melhora a microdureza e a resistência à flexão dos compósitos à base de resina dentária [80]. Os investigadores ainda não atingiram o nível de aumento da resistência mecânica com redução da contração de polimerização, o que se deve principalmente ao tamanho e ao tipo de nanopartículas que utilizaram.

Progresso atual

A procura crescente de medicina dentária estética levou ao desenvolvimento de materiais compostos de resina para restaurações diretas com propriedades físicas e mecânicas, estética e durabilidade melhoradas. Parece que nenhum material é suficientemente bom para satisfazer todas as propriedades desejadas dos compósitos dentários. É necessário um tipo de material que proporcione uma elevada resistência mecânica, boas propriedades estéticas, etc. Para chegar a esta conclusão, as cargas devem ter boas propriedades químicas e físicas, uma distribuição óptima do tamanho das partículas mais pequenas e maiores, etc.

O nanohíbrido é a mistura de partículas mais pequenas e maiores, em que as partículas mais pequenas residem entre os espaços das partículas maiores e as partículas maiores cuidam da consistência da pasta e proporcionam resistência ao desgaste. O tamanho mais pequeno das partículas também ajuda a reduzir a contração da polimerização. Outros factores são a cor (tonalidade), a translucidez, a fluorescência e a opalescência (propriedades ópticas) que conferem ao dente natural o seu aspeto vital [81].

As restantes caraterísticas impressionantes das nanopartículas de TiO2 são o facto de não serem tóxicas e terem um elevado índice de refração e propriedades antibacterianas, cor branca, inatividade química, resistência à corrosão, elevada microdureza, etc. Além disso, a literatura também demonstrou que os agentes de reforço de TiO2 em nanoescala conferem novas propriedades ópticas, eléctricas e físico-químicas, obtidas com um teor muito baixo de TiO2, o que faz dos nanocompósitos polímero-TiO2 uma nova e promissora classe de materiais. É de prever que venham a ser comercialmente vantajosos em domínios muito vastos [82].

A principal preocupação é a síntese de partículas nanohíbridas de TiO2 e o seu elevado custo. A síntese verde juntamente com a síntese de nanopartículas assistida por micro-ondas pode ser um protocolo para ultrapassar este problema. Recentemente, Raorane et al. [83] efectuaram uma síntese ecológica utilizando o extrato de casca de fruta, um resíduo agrícola, e uma síntese rápida por micro-ondas no que respeita ao tamanho e à forma das nanoestruturas. Isto pode ajudar a reduzir o custo das nanopartículas de TiO2, mantendo a qualidade inalterada através da utilização da técnica de micro-ondas.

A casca do fruto contém fitoquímicos que actuam sinergicamente como agente de cobertura na biossíntese de nanopartículas em forma híbrida. Os resíduos agrícolas reduzem o custo do processo, os resíduos químicos perigosos, etc., e a síntese por micro-ondas reduz o tempo de várias horas para alguns minutos.

A medicina dentária e a química verde são os domínios mais importantes e promissores. Este protocolo será o melhor exemplo de química verde e de medicina dentária que avançarão de mãos dadas.

As propriedades físicas e mecânicas finais do material são de grande importância. A comparação de muitas dessas propriedades físicas e mecânicas em função do tamanho é apresentada no quadro seguinte. Verifica-se que as propriedades dos materiais nanohíbridos são superiores às dos materiais macropreenchidos, micropreenchidos, macrohíbridos, microhíbridos, etc. Assim, os nanohíbridos de TiO2 sintetizados pelo método verde e de micro-ondas seriam uma solução adequada.

TABELA 6: Comparação das propriedades físicas e mecânicas de resinas nanocompósitas com vários tamanhos de carga [84].

Characteristics	Macrofilled	Microfilled	Microhybrid	Nanohybrid
Size (μm)	8–12	0.04–0.4	0.4–1.0	0.5–3
Inorganic filler (wt%)	60–70	35–67	75–80	80–90
Compressive strength (MPa)	250–300	250–350	300–350	350–400
Tensile strength (MPa)	50–65	30–50	40–50	75–90
Elastic modulus (GPa)	8–15	3–6	11–15	15–20
Curing shrinkage (vol.%)	–	2–3	2–3	2–3
Water sorption (mg/cm^2)	0.5–0.7	1.4–1.7	0.5–0.7	0.5–0.6

15. Desafios e perspectivas futuras

O desempenho de um compósito dentário depende do tipo de carga, da composição da resina, da ligação da matriz de carga e das condições de cura. O principal desafio neste domínio é conseguir a capacidade de fabrico para produzir nanopartículas discretas não aglomeradas que sejam distribuídas uniformemente na matriz de resina. As partículas convencionais que se encontram em compósitos à base de resina macro ou micropreenchidos são preparadas através de procedimentos top-down em que as partículas maiores são moídas ou trituradas em partículas mais pequenas.

Os nanohíbridos são produzidos através da manipulação da estrutura dos materiais para proporcionar melhorias drásticas nas propriedades eléctricas, químicas, mecânicas e ópticas. Os nanocarregadores têm uma maior superfície de contacto com a fase orgânica em comparação com os compósitos macro/mini-carregados, o que melhora a resistência do material. Devem ser efectuados mais estudos invitro seguidos de ensaios invivo para examinar a viabilidade dos materiais compósitos com nano cargas para utilização regular.

15 Perigos das nanopartículas

O efeito da incorporação de nanopartículas em materiais utilizados no corpo humano e a consequente adsorção das mesmas nos tecidos vivos é motivo de preocupação, levando a comunidade científica a avaliar a citotoxicidade de muitas nanopartículas em células orais pulpares ou normais e cancerígenas [46].

Os nanorrobôs não pirogénicos utilizados in vivo são o teflon a granel, o pó de carbono e a safira monocristalina. Os nanorrobôs pirogénicos são a alumina, a sílica e os oligoelementos como o cobre e o zinco.

Os nanorrobôs podem libertar inibidores, antagonistas ou reguladores da via de uma forma orientada para absorver seletivamente os pirogénios endógenos, modificá-los quimicamente e depois libertá-los de novo no organismo sob uma forma inofensiva e inactivada.

A aplicação extensiva de nanomateriais para uso humano apresenta um risco potencial de toxicidade para a saúde humana e o ambiente. A Associação Americana de Saúde concluiu que a exposição a curto prazo a concentrações elevadas de partículas em suspensão no ar exterior contribui significativamente para o aumento da mortalidade cardiovascular aguda, em especial num subgrupo de risco da população [83].

Uma avaliação da citotoxicidade in vitro de um compósito ortodôntico contendo nanopartículas de dióxido de titânio (Ti02), efectuada por Heravi e outros, revelou que o adesivo ortodôntico contendo nanopartículas de Ti02 apresentava uma toxicidade comparável ou mesmo inferior à do seu equivalente sem nanopartículas.

Concluiu-se que a incorporação de 1% em peso de nanopartículas de Ti02 na estrutura do compósito não resulta em riscos adicionais para a saúde em comparação com o que ocorre com o adesivo puro.

Noutro estudo, foi referido que os componentes lixiviados do material compósito induziram embriotoxicidade em blastocistos de ratinho in vitro, embora não tenha sido observada toxicidade quando implantados subcutaneamente in vivo [11, 84].

16. Conclusão

A nanotecnologia é um domínio relativamente novo, que envolve a manipulação da matéria a nível molecular, incluindo moléculas individuais e as interações entre elas. Centra-se na obtenção de um controlo posicional com um elevado grau de especificidade, obtendo assim as propriedades físicas e químicas desejadas. Tem-se verificado um aumento do interesse em decifrar as propriedades da matéria a esta dimensão, o que faz da nanotecnologia uma das áreas mais promissoras e influentes da investigação científica. Estas aplicações abrirão caminho a novas oportunidades de investigação no desenvolvimento de dispositivos e medicamentos, dando assim início a uma era de avanços sem precedentes no diagnóstico e na terapêutica dentária. Embora o efeito da nanotecnologia na medicina dentária se limite à utilização dos materiais atualmente disponíveis, o rápido progresso das investigações assegurará que os desenvolvimentos que hoje parecem inacreditáveis sejam possíveis no futuro. A utilização futura das vantagens da nanotecnologia facilitará a melhoria da saúde oral. Materiais de restauração avançados, novas técnicas de diagnóstico e terapêuticas e abordagens farmacológicas melhorarão os cuidados dentários.

17. Referências

1 Drexler, K. Eric (1986). Engines of Creation: The Coming Era OfNanotechnology (https://archive.org/details/enginesofcreatio00drex). Doubleday. ISBN 978-0-385-19973-5.

2 Jhaveri HM, Balaji PR. Nanotecnologia: o futuro da medicina dentária. J Ind Prosthodont Soc 2005;5(1):15-17

3. Boncheva M, Whitesides GM Abordagens biomiméticas para a conceção de sistemas funcionais de auto-montagem. In: Dekkar encyclopedia of nanoscience and nanotechnology 2004; 287-294

4. Ghalanbor Z, Marashi SA, Ranjbar B (2005) Nanotechnology helps medicine: nanoscale swimmers and their future applications. Med Hypoth 65(1):198-199

5. Rodgers, P. Nanoelecrónica: Ficheiro único. Nature Nanotechnology 2006;9(2)

6. Ehud G (2007) Plenty of room for biology at the bottom: an introduction to bionanotechnology. Imperial College Press, Londres

7. Mano JF (2012) Index in biomimetic approaches for biomaterials development. Wiley-VCH Verlag GmbH & Co, KGaA, Weinheim, Alemanha

8 Aplicações dentárias da nanotecnologia, Ramesh S. Chaughule

9. Kanaparthy R, Kanaparthy A (2011) A face em mudança da medicina dentária: nanotecnologia. Int J Nanomed 6:2799-2804

10. Sanvicens N, Marco MP (2008) Multifunctional nanoparticles-properties and prospects for their use in human medicine. Tendências Biotecnológicas 26:425-433

11 Abiodun-Solanke IMF, Ajayi DM, Arigbede AO. Nanotecnologia e sua aplicação em odontologia. Ann Med Health Sci Res 2014;4(Suppl 3):171-7.

12 Govind Shashirekha, Amit Jena, Satyajit Mohapatra. Nanotecnologia em medicina dentária: Clinical Applications, Benefits, and Hazard (Aplicações clínicas, benefícios e riscos). Compend Contin Educ Dent 2017;38(5):e1-e4.

13 Drexler KE (2006) Nanosystems: molecular machinery manufacturing and computation. Wiley, Nova Iorque

14 Kubik T, Bogunia K, Sugisaka M (2005) Nanotecnologia de serviço em aplicações médicas. Curr Pharm Biotechnol 6:17-33

15 Chen Y, Jung GY, Ohlberg DA, Li X, Stewart DR, Jeppesen JO (2003) Nanoscale molecularswitch crossbar circuits. Nanotecnologia 14:462-468

16 Kalachandra S, Taylor DF, DePorter CD, Grubbs HJ, McGrath JE (1993) Polymeric materials for composite matrices in biological environments. Polímero 34:778 -782

17 Terry DA (2004) Aplicações diretas de um sistema de resina nanocompósita: Parte 1 - A evolução dos materiais compósitos contemporâneos. Prática de Procedimentos Estéticos Dentários 16:417-432

18 Rawan N. AlKahtani. As implicações e aplicações da nanotecnologia na medicina dentária: A review. Saudi Dent J 2018;30(2):107-116.

19. Burns JR, Stulz E, Howorka S (2013) Nanoporos de ADN auto-montados que atravessam bicamadas lipídicas. Nano Lett 13:2351-2356

20. Oh SH, Finones RR, Daraio C, Chen LH, Jin S (2005) Growth of nanoscale

hydroxyapatite using chemically treated titanium oxide nanotubes. Biomaterials 26:4938-4943

21. Zhang F, Xia Y, Xu L, Gu N (2008) Modificação da superfície e microestrutura de nanotubos de carbono de parede simples para compósitos à base de resina dentária. J Biomed Mater Res B Appl Biomater 86:90-97

22. Khaled SMZ, Miron RJ, Hamilton DW, Charpentier PA, Rizkalla AS (2010) Reforço de cimento à base de resina com nanotubos de titânia. Dent Mater 26:169-178

23. Parak WJ, Gerion D (2003) Biological applications of colloidal nanocrystals (Aplicações biológicas de nanocristais coloidais). Nanotecnologia 14:R15-R27

24. Viljanen EK, Skrifvars M, Vallittu PK (2007) Copolímeros dendríticos e compósitos de carga particulada para aplicações dentárias: grau de conversão e propriedades térmicas. Dent Mater 23:1420-1427

25. Alves LP, Pilla V, Murgo DOA, Munin E (2010) Os pontos quânticos do núcleo da casca adaptam a fluorescência dos compósitos de resina dentária. J Dent 38:149-152

26. Nguyen S, Solheim L, Bye R, Rykke M, Hiorth M, Smistad G (2010) A influência dos factores da formulação lipossomal nas interações entre lipossomas e hidroxiapatite. Colloid Surf B 76:354-361

27. Bhuvaneswarri J, Alam MN, Chandrasekaran SC, Sathya MS (2013) Impacto futuro da nanotecnologia na medicina dentária - uma revisão. Int J Nanotech App 3:15-20 26.

28. Chen H, Clarkson BH, Sun K, Mansfield JF. Auto-montagem de nanobastões de hidroxiapatite sintética numa estrutura semelhante a um prisma de esmalte. J Colloid Interfac Sci 2005;288:97-103

29. Shojai MS, Atai M, Nodehi A, Khanlar LN. Nanobastões de hidroxiapatite como novos enchimentos para melhorar as propriedades dos adesivos dentários: síntese e aplicação. Dent Mater 2010;26:471-482

30. Fan Y, Sun Z, Wang R, Abbott C, Moradian-Oldak J. Fabrico de nanocompósitos inspirados no esmalte através da montagem supramolecular da amelogenina. Biomaterials2007;28(19):3034- 3042

31. Kim HW, Kim HE. Geração de nanofibras de biocerâmicas de hidroxiapatite e fluor-hidroxiapatite. J Biomed Mater Res B Appl Biomater 2006;77:323-328

32. Tian M, Gao Y, Liu Y, Liao Y, Hedin NE, Fong H (2008) Fabrico e avaliação de resinas/compósitos dentários Bis-GMA/TEGDMA contendo silicato nanofibrilar. Dent Mater 24:235-243

33. Shenoy A (2008) Será o fim do caminho para a amálgama dentária? Uma análise crítica. J Conserv Dent JCD 11:99-107

34. Shrestha, A. e A. Kishen. Nanopartículas antibacterianas em endodontia: A review. Journal of Endodontics, Vol. 42, No. 10, 2016, pp. 1417-1426.

35. Fan, W., D. Wu, T. Ma, e B. Fan. Vidros bioactivos mesoporosos carregados com ágata contra o biofilme de enterococcus faecalis no canal radicular de dentes humanos. Dental Materials Journal, Vol. 34, No. 1, 2015, pp. 54-60.

36. Kesler Shvero, D., N. Zaltsman, E. I. Weiss, D. Polak, R. Hazan e N. Beyth. Armadilha bacteriana letal: Superfície catiónica para selamento endodôntico. Jornal de Investigação de Materiais Biomédicos Parte A, Vol. 104, N.º 2, 2016, pp. 427-434.

3 7 Freitas RA Jr (1999) Nanomedicine, volume I: basic capabilities. Landes Bioscience, Georgetown, Texas

38. Sidhu S (2011) Materiais de restauração de cimento de ionómero de vidro: um assunto delicado? Materiais de restauração de cimento de ionómero de vidro. Aust Dent J 56:23-30

39. Wang J, Liu X, Jin X (2010) A diferenciação odontogénica de células estaminais da polpa dentária humana em suportes nanofibrosos de poli (ácido L-lático) in vitro e in vivo. Ata Biomater 6:38563863

40. Soares AC, Cavalheiro A (2010) Uma revisão da longevidade da amálgama e do compósito em restaurações posteriores. Rev Port Estomatol Med Dentária E Cir Maxilofac 51:155-164

41. Anusavice KJ, Shen C, Rawls HR (2013) A ciência dos materiais dentários de Phillips. Elsevier Ciências da Saúde

42. Peutzfeldt A (1997) Compósitos de resina em medicina dentária: os sistemas de monómeros. Eur J Oral Sci 105:97-116

43. Morgan DR, Kalachandra S, Shobha HK, Gunduz N, Stejskal EO (2000) Análise de uma rede de copolímero de dimetacrilato (bis-GMA e TEGDMA) por DSC e solução de 13C e espetroscopia de RMN de estado sólido. Biomateriais

21:1897-1903

44. Sarode GS, Sarode SC (2013) Abfraction: Uma revisão. J Oral Maxillofac Pathol JOMFP 17:222-227

45. Jung M, Sehr K, Klimek J. Textura da superfície de quatro compósitos nanopreenchidos e um compósito híbrido após o acabamento. Oper Dent 2007;32:45-52

46. Natalia Almeida Bastos et al. Revisão das aplicações da nanotecnologia em materiais restauradores à base de resina. J Esthet Restor Dent 2021;33(4):567-582.

47. Tanimoto Y, Hayakawa T, Nemoto K (2005) Análise do comportamento de fotopolimerização da mistura de resinas UDMA/TEGDMA e do seu compósito por calorimetria diferencial de varrimento. J Biomed Mater Res B Appl Biomater 72:310-315

48. Ritter AV (2005) Compósitos diretos à base de resina: recomendações actuais para resultados clínicos óptimos. Compend Contin Educ Dent Jamesburg NJ 1995 26:481-482, 484-490; quiz 492, 527

49. MS AC Por Gary M Radz, DDS, Karl F Leinfelder, DDS Revisão de Materiais Clínicos: O

Estado atual das resinas compostas | ID | dentalaegis.com.

50. Marshall GW (1993) Dentin: microstructure and characterization (Dentina: microestrutura e caraterização). Quintessence Int Berl

Ger 1985 24:606-617

51. Bruscino T (2012) Ética básica em medicina dentária. Academia de Aprendizagem Dentária Treino OSHA.

Apoio CE Dent. Org outubro 2010 Disponível Online Www Dent.

52.   Sirin Karaarslan E, Bulucu B, Ertas E (2014) Avaliação clínica de restaurações diretas de compósito e inlays: resultados aos 12 meses. J Restor Dent 2:70

53.   Solubilidade selectiva: "O semelhante dissolve o semelhante"-Journal of Chemical Education (ACS

Publicações). http://pubs.acs.org/doi/abs/10.1021/ed054p228.2. Acedido em 21 de setembro de 2017

54.   Antonucci JM, Dickens SH, Fowler BO, Xu HHK, McDonough WG (2005) Chemistry of silanes: interfaces in dental polymers and composites. J Res Natl Inst Stand Technol 110:541 - 558

55.   Saunders S (2009) Atualidade prática da nanotecnologia em medicina dentária. Parte 1: foco em restaurações de nanocompósitos e biomimética. Clin Cosmet Investig Dent 1:47-61

56.   Santini A (2013) Photoinitiators in dentistry: a review. Primary Dent J 2(4)

57.   O que é a nanotecnologia? | Rede Nacional de Infra-estruturas Nanotecnológicas. http://www.nnin.org/news-events/spotlights/what-nanotechnology. Acedido em 31 de agosto de 2017

58.   Willems G, Lambrechts P, Braem M, Celis JP, Vanherle G (1992) Uma classificação dos compósitos dentários de acordo com as suas caraterísticas morfológicas e mecânicas. Dent Mater Off Publ Acad Dent Mater 8:310-319

59.   Wu M, Zhang F, Yu J, Zhou H, Zhang D, Hu C, Huang J (2014) Fabrico e

avaliação de resinas nanocompósitas fotopolimerizáveis preenchidas com nanopartículas de TiO2 modificadas à superfície para aplicação dentária. Iran Polym J 23:513-524

60. Dionysopoulos D (2016) Resinas compostas de enchimento a granel. Uma novidade nos materiais de restauração à base de resina. ARC J Dent Sci 2:1-3

61. Monfared M, Mirdamadi S, Khavandi A (2013) Síntese de um novo nanocompósito dentário com nanopartículas de vidro. Nanomedicina J 1:107-111

62. Soderholm K-J, Mariotti A (1999) Resinas à base de BIS-GMA em medicina dentária: são seguras? J Am Dent Assoc 130:201-209

63. Khurshid Z, Zafar M, Qasim S, Shahab S, Naseem M, AbuReqaiba A (2015) Avanços na nanotecnologia para a medicina dentária de restauração. Mater Basel Switz 8:717-731

64. Guo G, Fan Y, Zhang J-F, Hagan JL, Xu X (2012) Novos compósitos dentários reforçados com nanofibras cerâmicas de zircónia-sílica. Dent Mater Off Publ Acad Dent Mater 28:360-368

65. Foroutan F, Javadpou J, Atai M, Rezaie HR et al. (2011) Propriedades mecânicas de materiais compósitos dentários reforçados com partículas de carga de Al2O3 de tamanho micro e nano. Irão J Mater Sci Eng 8:25-33

66. Kealley C, Ben-Nissan B, van Riessen A, Elcombe M (2006) Development of Carbon Nanotube Reinforced Hydroxyapatite Bioceramics (Desenvolvimento de Biocerâmica de Hidroxiapatite Reforçada com Nanotubos de Carbono). Key Eng

Mater 309-311:597-600

67. Permal A, Devarajan M, Hung HL, Zahner T, Lacey D, Ibrahim K (2016) Propriedades térmicas e mecânicas do compósito epóxi preenchido com um sistema de partículas binárias de óxido de alumínio poligonal e plaquetas de nitreto de boro. J Mater Sci 51:7415-7426

68. Sevinç BA, Hanley L (2010) Atividade antibacteriana de compósitos dentários contendo nanopartículas de óxido de zinco. J Biomed Mater Res B Appl Biomater 94:22-31

69. Yahya N, Puspitasari P, Latiff NRA (2013) Melhoria da dureza da amálgama dentária utilizando nanopartículas de óxido de zinco e óxido de alumínio. In: Ochsner A, da Silva LFM, Altenbach H (eds) Characterization and Development of Biosystems and Biomaterials. Springer, Berlim, pp 9-32

70. Arora P, Singh SP, Arora V (2015) Effect of alumina addition on properties of polymethylmethacrylate-a comprehensive review. Int J Biotech Trends Technol 9:1-7

71. Besinis A, De Peralta T, Tredwin CJ, Handy RD (2015) Revisão dos nanomateriais em medicina dentária: interações com o microambiente oral, aplicações clínicas, perigos e benefícios. ACS Nano 9:2255-2289

72. Chen L, Xu C, Wang Y, Shi J, Yu Q, Li H (2012) Nanocompósitos dentários BisGMA/TEGDMA contendo nanofibras de hidroxiapatite de elevada relação de aspeto modificadas com ácido glioxílico com dispersão melhorada. Biomed Mater Bristol Engl 7:045014

73. Ogle O, Byles N (2014) Nanotecnologia na medicina dentária atual. West Indian Med J 63:344348

74. Xia Y, Zhang F, Xie H, Gu N (2008) Compósitos dentários à base de resina reforçados com nanopartículas. J Dent 36:450-455

75. Yu B, Ahn J-S, Lim JI, Lee Y-K (2009) Influência das nanopartículas de TiO2 nas propriedades ópticas dos compósitos de resina. Dent Mater 25:1142-1147

76. Ahmed MA, El-Shennawy M, Althomali YM, Omar AA (2016) Efeito da incorporação de nanopartículas de dióxido de titânio nas propriedades mecânicas e físicas de dois tipos diferentes de base de dentadura de resina acrílica. World J Nano Sci Eng 6:111-119

77. Raorane D, Chavan P, Pednekar S, Chaughule R (2017) Síntese verde e rápida de nanopartículas de TiO2 dopadas com cobre com maior atividade fotocatalítica. Adv Chem Sci 6:13

78. Temas UFO (2015) Compósitos à base de resina. Capítulo 13. Mossa de bolso

79. Shrestha, A. e A. Kishen. Nanopartículas antibacterianas em endodontia: A review. Journal of Endodontics, Vol. 42, N. 10,2016,1417-1426.

80. Fan,W., D. Wu, T. Ma, e B. Fan. Vidros bioactivos mesoporosos carregados com ágata contra o biofilme de enterococcus faecalis no canal radicular de dentes humanos. Jornal de Materiais Dentários, Vol. 34, No.1, 2015, 54-60.

81. Kesler Shvero, D., N. Zaltsman, E.I.Weiss, D. Polak, R.Hazan, e N.Beyth. Armadilha bacteriana letal: Superfície catiónica para selamento endodôntico. Jornal

de Pesquisa de Materiais Biomédicos Parte A, Vol. 104, No. 2, 2016, 427-434.

82. Ensanya Ali Abou Neel et al. Nanotecnologia na medicina dentária: prevenção, diagnóstico e terapia. Int J Nanomedicine 2015;8:10:6371-94.

83. Shaeesta Khaleelahmed Bhavikatti et al. Aplicações actuais da nanotecnologia em medicina dentária: uma revisão. Gen Dent2014 ;62(4):72-7.

84. Sule Tugba Ozak et al. Nanotecnologia e medicina dentária. Eur J Dent 2013

Jan; 7(1): 145-151.

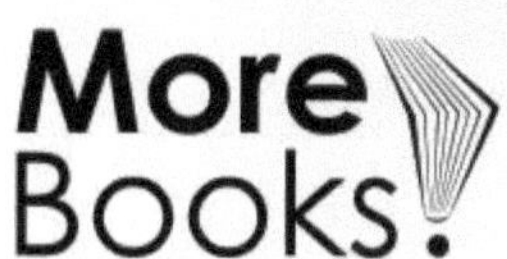

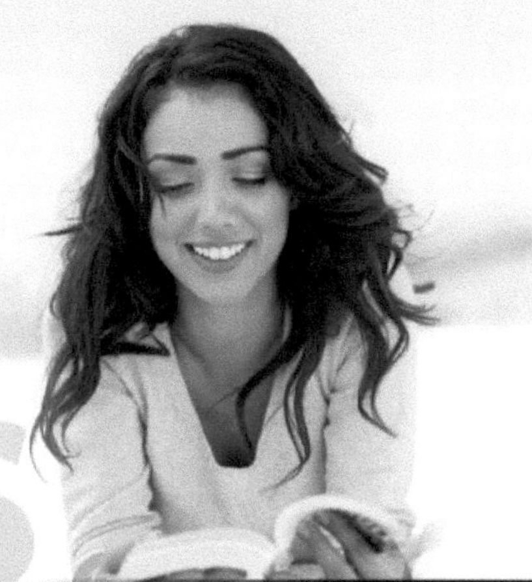

I want morebooks!

Buy your books fast and straightforward online - at one of world's fastest growing online book stores! Environmentally sound due to Print-on-Demand technologies.

Buy your books online at
www.morebooks.shop

Compre os seus livros mais rápido e diretamente na internet, em uma das livrarias on-line com o maior crescimento no mundo! Produção que protege o meio ambiente através das tecnologias de impressão sob demanda.

Compre os seus livros on-line em
www.morebooks.shop

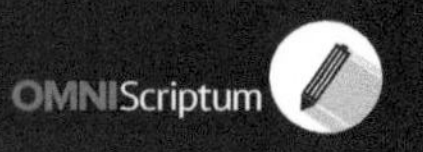

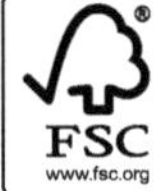

Printed by Books on Demand GmbH, Norderstedt / Germany